(Tipps und Tricks)

Reihenherausgeber:
Hansjürgen Piechota, Michael Waldner, Stephan Roth

Springer-Verlag Berlin Heidelberg GmbH

Frank Schmäl, Matthias Nieschalk, Eckhard Nessel, Wolfgang Stoll

Tipps und Tricks für den Hals-, Nasen- und Ohrenarzt

Problemlösungen von A bis Z

1. Auflage

Mit 97 Abbildungen und 3 Tabellen

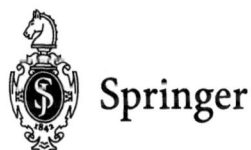

Springer

Priv.-Doz. Dr. med. FRANK SCHMÄL
Oberarzt der Klinik und Poliklinik für
Hals-Nasen-Ohrenheilkunde des
Universitätsklinikums Münster
Kardinal-von-Galen Ring 10
48129 Münster

Dr. med. MATTHIAS NIESCHALK
Oberarzt der Klinik und Poliklinik für
Hals-Nasen-Ohrenheilkunde des
Universitätsklinikums Münster
Kardinal-von-Galen Ring 10
48129 Münster

Univ.-Prof. (em.) Dr. med. ECKHARD NESSEL
Klinik und Poliklinik für Hals-Nasen-Ohrenheilkunde des Universitätsklinikums Münster
Kardinal-von-Galen Ring 10
48129 Münster

Univ.-Prof. Dr. med. WOLFGANG STOLL
Direktor der Klinik und Poliklinik für
Hals-Nasen-Ohrenheilkunde des
Universitätsklinikums Münster
Kardinal-von-Galen Ring 10
48129 Münster

ISBN 978-3-540-67887-8

Die Deutsche Bibliothek - CIP-Einheitsaufnahme

Tipps und Tricks für den Hals-, Nasen- und Ohrenarzt : Problemlösungen von A bis Z /
Hrsg.: Frank Schmäl .... - Berlin ; Heidelberg ; New York ; Barcelona ; Budapest ; Hongkong ;
London ; Mailand ; Paris ; Singapur ; Tokio :
Springer, 2001
ISBN 978-3-540-67887-8   ISBN 978-3-642-56912-8 (eBook)
DOI 10.1007/978-3-642-56912-8

Dieses Werk ist urheberrechtlich geschützt. Die dadurch begründeten Rechte, insbesondere die
der Übersetzung, des Nachdrucks, des Vortrags, der Entnahme von Abbildungen und Tabellen,
der Funksendung, der Mikroverfilmung oder der Vervielfältigung auf anderen Wegen und der
Speicherung in Datenverarbeitungsanlagen, bleiben, auch bei nur auszugsweiser Verwertung,
vorbehalten. Eine Vervielfältigung dieses Werkes oder von Teilen dieses Werkes ist auch im
Einzelfall nur in den Grenzen der gesetzlichen Bestimmungen des Urheberrechtsgesetzes
der Bundesrepublik Deutschland vom 9. September 1965 in der jeweils geltenden Fassung zulässig. Sie ist grundsätzlich vergütungspflichtig. Zuwiderhandlungen unterliegen den Strafbestimmungen des Urheberrechtsgesetzes.

http://www.springer.de

© Springer-Verlag Berlin Heidelberg 2001
Ursprünglich erschienen bei Springer-Verlag Berlin Heidelberg New York 2001

Die Wiedergabe von Gebrauchsnamen, Warenbezeichnungen usw. in diesem Werk berechtigt
auch ohne besondere Kennzeichnung nicht zu der Annahme, daß solche Namen im Sinne der
Warenzeichen- und Markenschutzgesetzgebung als frei zu betrachten wären und daher von
jedermann benutzt werden dürften.

Produkthaftung: Für Angaben über Dosierungsanweisungen und Applikationsformen kann
vom Verlag keine Gewähr übernommen werden. Derartige Angaben müssen vom jeweiligen
Anwender im Einzelfall anhand anderer Literaturstellen auf ihre Richtigkeit überprüft werden.

Herstellung: PRO EDIT GmbH, Heidelberg

Umschlaggestaltung: de'blik, Berlin/Satz: Mitterweger & Partner GmbH, Plankstadt

SPIN: 10774994   14/3130/Di   5 4 3 2 1 0

Widmung

Herrn Prof. Dr. H. Feldmann
(em. Direktor der Hals-Nasen-Ohrenklinik der Westfälischen
Wilhelms-Universität Münster) zum 75. Geburtstag gewidmet

Vorwort

Nach Vorgabe des Verlags haben mit diesem Buch drei HNO-Generationen aus einem etwa 50-jährigen Erfahrungsschatz Tipps und Tricks zusammengetragen, die sich im Rahmen der klinischen Tätigkeit als Hals-Nasen-Ohrenarzt bewährt haben.

Die Untergliederung „von A bis Z" bedeutet natürlich nicht Anspruch auf Vollständigkeit, sondern soll der Suche nach Problemhilfen dienen, wozu das Sachregister beitragen möge. Die jahrelange Zusammenarbeit unter einem Dach hat es den Autoren ermöglicht, eine Auswahl von Altbewährtem und Neuem in der Hals-Nasen-Ohrenheilkunde vorzustellen, wobei die eigenen Erfahrungen durch die einschlägige Literatur ergänzt wurden.

Der spezielle Charakter des Buches, der den Bemühungen der Autoren sehr entgegenkam, wird hoffentlich Kolleginnen und Kollegen unseres Faches und auch benachbarter Fachdisziplinen helfen, alltägliche diagnostische und therapeutische Probleme in der Praxis und Klinik zu bewältigen oder sich in ihrem Behandlungskonzept bestätigt zu sehen. Wir sind uns bewusst, dass manche Leser längst Bekanntes wiederfinden, andere hingegen bewährte Erfahrungen hinzufügen könnten. Für die Zukunft würden sich die Autoren freuen, wenn sich auch diese Leser durch ihnen bekannte Tipps und Tricks an einer Fortführung unseres Leitfadens beteiligen würden. In einer evtl. Neuauflage werden solche Einsender namentlich benannt.

Münster, im Frühjahr 2001

F. Schmäl   M. Nieschalk   E. Nessel   W. Stoll

Danksagung

Für die manchmal mühevollen Bildgestaltungen sind wir unserem Klinikfotografen, Herrn Hans Kreisel, zu großem Dank verpflichtet.

Besonderer Dank gebührt darüber hinaus dem Springer-Verlag für die Bereitschaft zur Drucklegung des neuartigen Gesamtkonzepts, vornehmlich Frau Dr. Sylvia Blago und Herrn Dr. Thomas Mager für die kompetente Beratung und freundliche Projektbetreuung.

Schließlich bedanken wir uns recht herzlich bei den Reihenherausgebern, Herrn Priv.-Doz. Dr. med. Hansjürgen Piechota, Herrn Prof. Dr. med. Stephan Roth und Herrn Dr. med. Michael Waldner, die uns mit der Erstellung dieses Bandes im Rahmen der Reihe „Tipps und Tricks" betraut haben.

Frank Schmäl
Matthias Nieschalk
Eckhard Nessel
Wolfgang Stoll

Hinweise zur Benutzung

Was *soll* das Buch leisten?

Das Buch soll spezielle, praxisrelevante Problemlösungen *„Tipps & Tricks"* vermitteln, die oft unbekannt oder in Vergessenheit geraten sind. Diese sollen die bekannten diagnostischen und therapeutischen *Standards ergänzen* und *Alternativen aufzeigen*. Fast alle „Tipps & Tricks" wurden in anerkannten Fachzeitschriften publiziert und damit auf ihren *Wert und ihre Praxistauglichkeit geprüft*.

Die Vermittlung und Anwendbarkeit dieses Spezialwissens wird durch eine *klare thematische, inhaltliche und graphische Gliederung* erleichtert. *Knapp gefasste Texte* sowie zahlreiche *Illustrationen* fördern das Verständnis. Die *alphabetische Aufführung* der „Tipps & Tricks" *nach Stichworttiteln*, ein detaillierter *Index und Querverweise* helfen beim Auffinden der gewünschten Information. Ausführliche *Quellenangaben* ermöglichen Interessierten das Nachlesen in den relevanten Originalarbeiten.

Das Buch soll Berufsanfängern und Assistenzärzten eine Ergänzung zu dem vom jeweiligen Ausbilder vermittelten Standardwissen sein und so die *Ausbildung* unterstützen. Es soll der *Weiterbildung* von berufserfahrenen Kollegen und Fachärzten dienen, die keine ausreichende Möglichkeit haben, das Spektrum ihrer diagnostischen und therapeutischen Kenntnisse durch entsprechendes Literaturstudium, durch Fortbildungen oder Hospitationen zu erweitern. Es soll in Klinik und Praxis als schnelle Nachschlagemöglichkeit zu erprobten und alltagsrelevanten *Problemlösungen* beitragen.

Was *soll* das Buch *nicht* leisten?

Das Buch soll weder ein *differentialdiagnostisches Lehrbuch* sein noch will es in Konkurrenz zu anderen *Standardwerken* treten. Es ist auch keine *Operationslehre* im klassischen Sinne.

Was *kann* das Buch *nicht* leisten?

Das Buch beinhaltet die nach subjektiven Kriterien der Autoren zusammengestellten und überarbeiteten „Tipps & Tricks" für HNO-Ärzte. Damit umfasst es das gesamte weite Spektrum aller diagnostischen und therapeutischen Möglichkeiten, die unser Fach so vielseitig, interessant und unverzichtbar machen. Dennoch kann diese Sammlung *keinen Anspruch auf Vollständigkeit* erheben. Niemand weiß, wieviel wichtige und möglicherweise noch viel hilfreichere „Tipps & Tricks" im *Erfahrungsschatz* und in den Köpfen *unserer in Klinik und Praxis tätigen Kollegen* schlummern! Deswegen ist es den Autoren ein besonderes Anliegen, die praxiserfahrenen Leser dieses Buches auf diesem Wege aufzufordern:

Bitte, teilen Sie sich mit!

Gestalten Sie eine nächste Auflage dieses Buches mit, indem Sie es durch Ihre *persönlichen Erfahrungen und Fertigkeiten* bereichern. Nutzen Sie dieses Podium, und bewahren Sie Kollegen und vor allem Patienten vor frustranen Behandlungsversuchen und selbsterfahrener Verzweiflung, indem Sie uns Ihre *eigenen „Tipps & Tricks" mitteilen!* Wir würden uns sehr freuen, wenn Sie diesem Aufruf folgen könnten.

Die Herausgeber

Korrespondenzadresse: Priv.-Doz. Dr. med. Frank Schmäl
HNO-Universitätsklinik Münster
Kardinal-von-Galen-Ring 10
48129 Münster

Tel. 02 51/8 35 68 01
Fax 02 51/8 35 68 12
email: schmael.hno@uni-muenster.de

Abkürzungsverzeichnis

Amp.	Ampulle
a-p	anterior-posterior
ASS	Acetylsalicylsäure
bds.	beidseits
BGB	Bundesgesetzbuch
BGH	Bundesgerichtshof
BPLS	Benigner paroxysmaler Lagerungswinkel
CI	Cochlea-Implantat
CT	Computertomogramm/-tomographie
DPT	Dilatative Punktionstracheotomie
EMG	Elektromyographie
Eßl.	Eßlöffel
GG	Grundgesetz
h	Stunde/Stunden
HWS	Halswirbelsäule
IE	Internationale Einheiten
i.v.	intravenös
ITN	Intubationsnarkose
GK	Körpergewicht
LA	Lokalanaesthesie
Lsg.	Lösung
MRT	Magnetresonanztomogramm/-tomographie
NET	Nerverregbarkeitstest
NNH	Nasennebenhöhlen
OAE	Otoakustische Emissionen
OVG	Oberverwaltungsgericht
p.o.	per os
PE	Probeexzision
PEG	Perkutane endoskopische Gastrostomie
PET	Positronenemissionstomographie
SPN	Spontannystagmus
Std.	Stunde/Stunden
Tbl.	Tablette
tgl.	täglich
Tr.	Tropfen
u.E.	unseres Erachtens
u.U.	unter Umständen
V.a.	Verdacht auf
Z.n.	Zustand nach

Reihenherausgeber

Priv.-Doz. Dr. med. Hansjürgen Piechota
Klinik und Poliklinik für Urologie
des Universitätsklinikums Münster
Albert-Schweitzer-Str. 33
48129 Münster

Prof. Dr. med. Stephan Roth
Klinik für Urologie und Kinderurologie
Klinikum Wuppertal GmbH
Heusnerstr. 40
42283 Wuppertal

Dr. med. Michael Waldner
Klinik für Urologie und Kinderurologie
Klinikum Wuppertal GmbH
Heusnerstr. 40
42283 Wuppertal

Inhaltsverzeichnis

Tipps und Tricks von A bis Z 1
Produkt- und Herstellerverzeichnis 241
Medikamentenverzeichnis 251
Bildnachweis 257
Stichwortverzeichnis 261

Abszessdrainage

Ziel
Drainage eines inzidierten Abszesses für 3–5 Tage.

Problem

Wird die Drainage nur außen mit einem Faden an der Haut befestigt, kann sie bei Bewegungen des Patienten und beim täglichen Spülen schnell dislozieren. In diesem Fall wird die Abszesshöhle schlecht drainiert, und die Spüllösung erreicht nicht mehr den gewünschten Ort.

Lösung und Alternativen

Halsabszesse werden in der Regel von zwei Hautinzisionen aus angegangen. Nach Entfernung von Eiter, Probeexzision (PE) aus der Abszesskapsel (histologischer Malignomausschluss) und Spülung mittels H_2O_2 und 0,1% Rivanollsg.® wird ein 11er Silikonröhrchen so zurechtgeschnitten, dass es später nach Platzierung von der Länge her aus beiden Hautinzisionen 1–2 cm herausragt. In die Mitte werden im Abstand von 0,5 cm mehrere Löcher in das Röhrchen geschnitten, um einen genügenden Sekretabfluss zu gewährleisten. Mit einer großen Klemme wird nun das Drainagerohr von der einen zur anderen Haut-

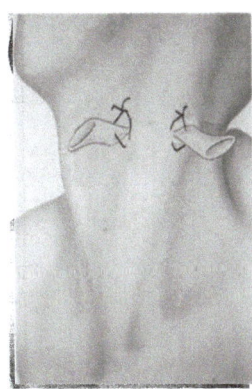

Abb. 1. Drainage eines Halsabszesses mit einem Silikonrohr, welches über zwei Inzisionen eingebracht wird.

inzision durchgezogen und an beiden Seiten mit einem festen Faden an der Haut fixiert (Abb. 1). Wählt man nur eine Inzision, so kann die Drainage genauso fixiert werden wie das Entlüftungsröhrchen (siehe dort) nach der Kehlkopfteilresketion von außen (Abb. 2).

Parotisabszesse, deren Lage präoperativ durch sonographische Kontrolle genau bestimmt wurde, werden, wenn möglich, unter gleichzeitigem elektrophysiologischem Monitoring des N. facialis (z. B. mit dem Gerät Neurosigne 100® der Firma Inomed) entlastet. Je nach Abszess-Lokalisation wird von einer Hautinzision vor dem Tragus, am kaudalen Parotispol oder ca. 1 cm hinter dem Ohrläppchen (Abb. 3) mit einer stumpfen Klemme getunnelt, bis sich der Abszess entleert. Nach PE und Spülung (s. o.) wird im Gesichtsbereich aus kosmetischen Gründen natürlich auf eine zweite Inzision verzichtet. Eine Easy-Flow-Drainage

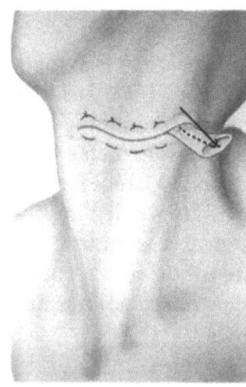

Abb. 2. Fixierung einer Drainage mittels einer Naht (durch das Silikonrohr), die in der Tiefe des Abszesses inseriert und durch die Haut wieder ausgestochen wird, bevor beide Enden miteinander verknotet werden.

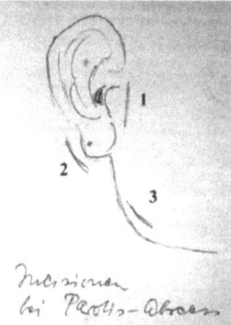

Abb. 3. Handschriftliche Skizze, die von Prof. Mündnich (1962 – 1976 Direktor der HNO-Universitäts-Klinik Münster) bei einer Visite angefertigt wurde. Sie zeigt die drei möglichen Inzisionsorte bei einem Parotisabszess.

wird an der dem Abszess zugewandten Seite mit einigen kleinen Öffnungen versehen und anschließend vom anderen Ende her auf eine Schlittschuh-Naht aufgefädelt. (Easy-Flow-Drainageschläuche mit seitlichen Abflusslöchern gibt es inzwischen auch fabrikfertig.) Die Nadel wird nun vom Abszess aus durch die Wangenhaut ausgestochen. Anschließend wird die Haut neben dem aus dem Abszess herausragenden Ende der Lasche durchstochen, und die beiden Fadenenden werden verknotet. Eine Dislokation der Lasche ist nun nicht mehr möglich. Nach Durchtrennung des Fadens lässt sie sich leicht entfernen.

Weiterführende Tipps
→ Entlüftungsröhrchen.

Adhäsivprozess

Ziel
Rechtzeitiges Aufhalten eines fortschreitenden Adhäsivprozesses.

Problem

Anhaltende Mangelbelüftung der Paukenhöhle kann anlagebedingt nach flüchtigem oder fehlendem Sero-Mucotympanon unmittelbar zum Adhäsivprozess führen. Mitunter ist das Einbringen eines Paukenröhrchens aufgrund der Trommelfelladhärenz kaum noch möglich.

Lösung und Alternativen
Ist der Tubenkatheterismus erfolglos und das retrahierte Trommelfell bereits am Promontorium adhärent, so kann die Ablösung der Adhärenz oder die für eine Paukenröhrcheneinlage nötige Trommelfellanhebung dadurch gelingen, dass man mit einer feinen Kanüle und einer dünnen Spritze (Insulin-/Tuberkulin-Spritze) Luft durchs Trommelfell in die Pauke drückt. Bei nun abgehobenem Trommelfell ist die Einlage eines Paukenröhrchens zur längerfristigen Belüftung möglich.

Aggravation einer Schwerhörigkeit

Ziel
Überprüfung unglaubwürdiger audiometrischer Ergebnisse.

Problem

Der Patient beklagt eine ein- oder beidseitige Schwerhörigkeit oder Taubheit, an der deutliche Zweifel bestehen.

Lösung und Alternativen
Patienten, die eine Verdeutlichungstendenz aufweisen, zeigen bereits vor oder während der Audiometrie zum Teil recht typische Verhaltensauffälligkeiten. Dazu gehören das demonstrative Zuwenden des besser hörenden Ohres zum Untersucher (Patient legt die hohle Hand hinter die Ohrmuschel) oder die übertriebene Fixierung auf den Mund des Arztes. Während der Audiometrie wird bei Patienten mit Pseudohypakusis häufig das Entfernen des Kopfhörers sowie die Unterbrechung der Untersuchung wegen Übelkeit, Konzentrationsschwäche oder Kopfschmerzen beobachtet. Weitere Indizien für eine nicht organische Schwerhörigkeit sind eine verzögerte Mitarbeit oder große Schwankungsbreiten (mehr als 10–15 dB) bei den audiometrischen Ergebnissen. Bei der Sprachaudiometrie fallen solche Patienten auf, indem sie nicht phonetisch (Fleiß statt Kreis) sondern assoziativ (Ring statt Kreis) falsche Wörter nachsprechen. Bei den Zahlwörtern wird in diesen Fällen nur die halbe Zahl nachgesprochen (anstatt 28 nur 8).

Bei beidseitig angegebener Taubheit
Prüfen, ob der Patient beim Aufrufen aus dem Warteraum oder bei Ansprache von hinten reagiert und ob eine Unterhaltung mit ihm möglich ist. Beim Nachweis von Stapediusreflexen oder otoakustischen Emissionen (OAE) kann keine beidseitige Taubheit vorliegen, und beim Fehlen einer beidseitigen Fühlkurve der Knochenleitung besteht ebenfalls der V. a. eine Verdeutlichungstendenz. Als objektives Verfahren zur Ermittlung der tatsächlichen Hörschwelle kann eine frequenzspezifische Schwellen-BERA (brainstem electric response audiometry)/-CERA (cortical electric response audiometry) durchgeführt werden.

Überraschungseffekte lassen sich gut mit der Vestibularisprüfung verbinden: Man lässt den Patienten längere Zeit mit geschlossenen Augen Blindgang vor und zurück ausführen; dann ruft man plötzlich „Vorsicht", und der Simulant wird sich durch seine Schreckreaktion verraten. Auch bei der Untersuchung mittels der Frenzelbrille gibt man dem Patienten verbal die Anweisung nach oben, nach rechts oder links zu schauen.

Beim Lombard-Versuch wird durch plötzliche Vertäubung beider Ohren (Breitbandrauschen) die akustische Kontrolle der Sprache gestört. Ein wirklich Tauber spricht hierbei unverändert weiter, ein Hörender hebt seine Stimme an, ohne es selbst zu merken. Bei dem Versuch nach Lee muss der Patient einen Text vorlesen, während ihm dieser verzögert über ein Tonband über Kopfhörer wieder zugeleitet wird. Ein Hörender wird dadurch stark irritiert, so dass ein Weiterlesen kaum möglich ist.

Bei einseitig angegebener Taubheit

Das Fehlen einer Überhörkurve auf dem gesunden Ohr und einer Fühlkurve auf dem angeblich tauben Ohr deutet ebenso auf eine Pseudohypakusis hin wie die Möglichkeit, vom tauben Ohr her Stapediusreflexe auszulösen oder OAE nachzuweisen. Der Scheinverschluss des angeblich einzig hörenden Ohres mit einer durchbohrten Politzer-Olive ist darüber hinaus hervorragend geeignet, den Patienten bei fälschlich vorgebrachter einseitiger Taubheit zu überführen. Mittels des Stengerschen Versuches mit Tönen oder mit Sprache ist es sogar möglich, die tatsächliche Hörschwelle des angeblich tauben Ohres relativ exakt zu bestimmen.

Bei ein- oder beidseitig angegebener Schwerhörigkeit

Hier ist es hilfreich, den Hörverlust für Sprache (Zahlwörter) mit der Hörschwelle im Tonaudiogramm zwischen 250 und 1000 Hz zu vergleichen, da beide Schallpegel nahezu identische dB-Werte liefern. Des weiteren ist ein Vergleich der Schwelle im Békésy-Audiogramm und der Tonhörschwelle möglich. Verläuft die Knochenleitungsschwelle im Tonaudiogramm bei höheren Schallpegeln als die Luftleitungsschwelle oder zeigt sich im Sprachaudiogramm ein stufenförmiger Verlauf der Zahlwort- oder Einsilberkurve, so sind dies ebenfalls Indizien für eine Pseudohypakusis. Mischt man der Sprache ein Geräusch bei, so neigen Simulanten ähnlich wie beim Geräuschaudiogramm dazu, eine stärkere Beeinträchtigung durch das Geräusch vorzugeben, als es bei

Normalen oder echter Schwerhörigkeit der Fall wäre (Doerfler-Stewart-Test). Bei allen Formen der Aggravation lässt sich vermehrt ein Typ 5 nach Jerger im Rahmen der Békésy-Audiometrie nachweisen. Entgegen den anderen Typen nach Jerger verläuft hier die Impulstonkurve bei höheren Schwellenwerten als die Dauertonkurve.

Weiterführende Tipps
→ Überhören und Vertäuben, Probleme; → Stimmgabelprüfung heute;
→ Lärmschwerhörigkeit, ärztliche Anzeige.

Literatur
Feldmann H (1980) Simulationsproben bei der Hörprüfung. In: Berendes J, Link R, Zöllner F (Hrsg) Hals-Nasen-Ohren-Heilkunde in Praxis und Klinik. Georg Thieme Verlag Stuttgart New York 2. Aufl. Band 6:51.14–51.19
Kumpf W (1976) Aggravation einer Schwerhörigkeit. HNO 24 (10):347–350
Schmäl F, Kumpf W (1995) Klinische und experimentelle Untersuchungen zum Stengerschen Versuch mit Sprache. Laryngo-Rhino-Otologie 74:167–171
Stoll (1978) Aggravation im Sprachaudiogramm. HNO 26(6):206–212

Anaphylaktische Reaktion

Ziel

Suffiziente und schnelle Behandlung eines Patienten mit einer anaphylaktischen Reaktion.

Problem

Es gibt wohl keinen Arzt, dem nicht sofort aus dem Gedächtnis die Medikamte einfallen, die bei einer anaphylaktischen Reaktion zu verabreichen sind. Da jedoch ein solche Situation sehr selten auftritt, sind die Dosierungen im Moment des Notfalls, d. h. wenn jede Sekunde zählt, häufig nicht präsent.

Lösung und Alternativen

Jeder Arzt, der Medikamente verabreicht, im Notdienst tätig ist oder wie speziell auch als HNO-Arzt allergologische Diagnostik betreibt, muss in der Lage sein, die Symptome einer anaphylaktischen Reaktion zu erkennen und den Patienten sofort entsprechend zu behandeln.

Anhand der Symptome werden vier Stadien unterschieden:
- Stadium I: Schwindel, Kopfschmerzen, Tremor, Hautreaktion, Juckreiz, Ödem
- Stadium II: zusätzlich Übelkeit, Erbrechen, Blutdruckabfall, Tachykardie, Atemnot
- Stadium III: zusätzlich Bronchospasmus, Schock
- Stadium IV: Herz-Kreislauf-Stillstand

Therapie:
- Allergenzufuhr sofort unterbinden
- Notruf
- Schocklage (Beine hoch); bei Bewusstlosigkeit stabile Seitenlage
- Atemweg sichern und Sauerstoff verabreichen
- Venöser Zugang
- Medikamenöse Therapie (siehe Tabelle 1)
- Bei Stadium IV kardiopulmonale Reanimation

Tabelle 1. Medikamentöse Behandlung der anaphylaktischen Reaktion

Stadium	Medikament	Orale Gabe	i.v. Gabe
I + II	Antihistaminikum	20 ml Tavegil-Sirup®	1 Ampulle Tavegil®
			1 Ampulle Fenestil®
	Calcium		Calcium Verla® langsam i.v.
	Kortikosteroide	20 mg Fortecortin®	500 – 1000 mg Urbason®
III	Adrenalin		2–3 ml der auf 10 ml verdünnten 1ml Ampulle Suprarenin® (1:1000)
Bei Bronchospasmus	Theophyllin	Euphylong quick 200® 1–2 Brausetabletten	Bronchoparat® 200 mg 1 Ampulle langsam i.v.
	Fenoterol	2–3 Hübe Berotec 100 Spray®	

Literatur
Müller S (2000) Notfallmanagement in der HNO-Praxis. HNO 48:401

Arteria carotis interna (ektope) und Adeno-Tonsillektomie

Ziel
Risikominimierung bei der Adeno-Tonsillektomie.

Problem

Obwohl Verlaufsvarianten und Schlängelungen der A. carotis interna schon seit etwa 150 Jahren immer wieder beschrieben wurden, gehört deren prekäre, unmittelbare Nähe zu unserem Operationsgebiet bei der Rachen- bzw. Gaumenmandelexstirpation nicht immer zur Risikokenntnis. Über 17 deswegen tödlich ausgegangene Tonsillektomiefälle hat allein Herrschaft referiert, von dessen gediegener Publikation aus neuroradiologischer Sicht noch mehr zu sagen sein wird.
Der Autor selbst hat ein 6-jähriges Mädchen versorgt, das wegen Tonsillektomienachblutung als Notfall bedrohlich ausgeblutet in die Klinik verlegt wurde. Nach Blutersatz (damals noch Vollblut) gelang es schnell, die diffuse Sickerblutung zum Stillstand zu bringen. Bei der auswärts erfolgten Tonsillektomie war es auf einer Seite zu einer verheerenden Blutung gekommen, die erst mit einer „tiefen Umstechung" gestillt werden konnte. Später stellte sich heraus, dass diese Umstechung eine offenbar verletzte Schlinge der A. carotis interna umschnürt hatte. Das Kind überlebte ohne neurologische Ausfälle, solange wir davon Kenntnis hatten. Von einer angioplastischen Rekonstruktion wurde abgesehen, zumal inzwischen eine Strömungsumkehr eingetreten war.

Lösung und Alternativen

Vor jeder Exstirpation der Gaumenmandeln mit/oder Entfernung der Rachenmandel ist zu bedenken, dass Verlaufsvarianten der das Gehirn versorgenden inneren Carotisarterie im Halsbereich viel häufiger vorkommen als gemeinhin angenommen wird. Das Gefäß, das schon normalerweise in einer Entfernung von nur 1,5–2,5 cm neben der Tonsillenbucht verläuft, ist von dieser nur durch dünnes paratonsilläres Bindegewebe und durch die ebenfalls dünnen Mm. constrictor pharyngis und stylopharyngeus samt Halsaponeurose getrennt. Die Entfernung zur Rachenmandel beträgt 1,5 – 2 cm.

Anhand von 1450 Carotisangiogrammen einer neurologischen Klientel hat Herrschaft bei 5,1%! der Patienten eine extreme ein- oder doppelseitige sigmoide Schlingenbildung der A. carotis interna als kongenitale Anomalie im Halsbereich gefunden (Abb. 1 – 3). Die Gefäßschlinge verläuft in der Regel in der seitlichen und hinteren Rachenwand und liegt hier häufig in unmittelbarer Nähe der Tonsilla palatina sive pharyngea. Ebenso gefährdet sind Patienten, bei denen dieses Gefäß vermehrt ge-

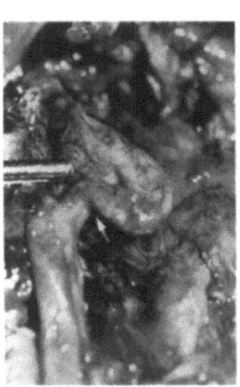

Abb. 1. Sigmoide Schlinge der A. carotis interna in situ bei der Obduktion. Knickbildung an der proximalen Umschlagseite des Gefäßes (Pfeil).

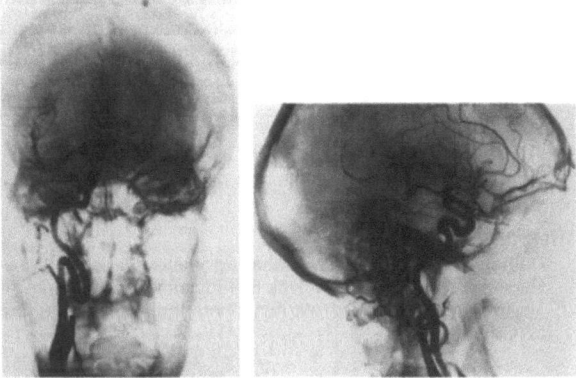

Abb. 2. Extreme sigmoide Schlingenbildung der A. carotis interna rechts 4 cm oberhalb ihres Abganges aus der A. carotis communis.

12 Arteria carotis interna (ektope) und Adeno-Tonsillektomie

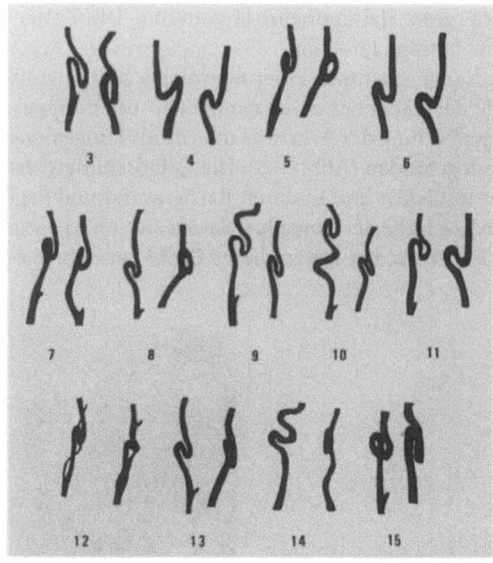

Abb. 3. Varianten der Gefäßschlinge. Verlauf der A. carotis interna bei 13 Fällen mit extremer Schlingenbildung in a-p und seitlicher Projektion.

schlängelt bereits sichtbar an der hinteren Rachenwand hirnwärts zieht und in diesbezüglich fatalen Fällen irrtümlich als vergrößerte oder aneurysmatische A. pharyngea ascendens verkannt und unterbunden wurde.

Fazit: Schon bei der Erstspiegelung des Rachens ist auf abnorme Gefäße oder Pulsationen zu achten; ein solcher Befund ist sogleich im Krankenblatt zu vermerken. Bei der Tonsillektomie mit oder ohne Rachenmandelentfernung – so die Regel bei der Ausbildung unserer jungen Operateure – hat man nach Intubation und Racheneinstellung, bevor ein Instrument in die Hand genommen wird, mit dem Finger das Operationsgebiet beidseits auf abnorme Pulsationen abzutasten!

Literatur
Dubreuil F (1847) Des anomalies artérielles. Paris, Vol. 93
Herrschaft H (1969) Abnorme Schlingenbildungen der A. carotis interna und ihre klinische Bedeutung bei Operationen im Halsbereich. Laryngo-Rhino-Otologie 48:85–98

Augenlidhämatom nach Rhinoplastik

Ziel

Vermeidung postoperativer Hämatome nach Septorhinoplastik.

Problem

Trotz ihrer Harmlosigkeit sind subkutane Augenlidhämatome nach Septorhinoplastik für Patienten und Operateure gleichermaßen ärgerlich (das gilt insbesondere für halbambulantes Operieren, wie in den USA üblich). Auch bei größter Übung in aller Art Osteotomien ist der routinierteste Operateur davor nicht sicher.

Lösung und Alternativen

Von erstaunlicher Wirkung ist – neben dem üblichen Pflasterverband unter dem Gips bzw. dem Stent – das quere, strikt faltenlose Bekleben des Ober- wie des Unterlides bis zur Lidkante beiderseits, was das Öffnen und Schließen der Augen nicht nennenswert behindert (Abb. 1 und Abb. 2). Am besten eignen sich hierzulande 2,5 cm breite Streifen des hautfreundlichen Mikropor®-Pflasters, die schon am Tag nach dem Eingriff wieder entfernt werden können. (Manchmal sieht man, ganz scharf begrenzt, einen hämatomverfärbten Lidstreifen, den kein Pflaster bedeckt hat)

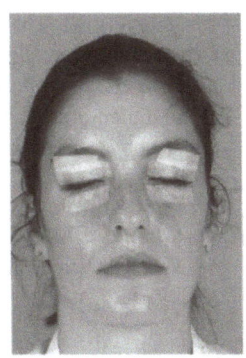

Abb. 1. Ober- und Unterlidpflaster bei geschlossenen Augen.

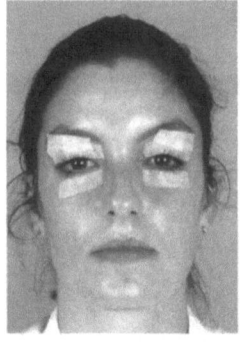

Abb. 2. Ober- und Unterlidpflaster bei geöffneten Augen.

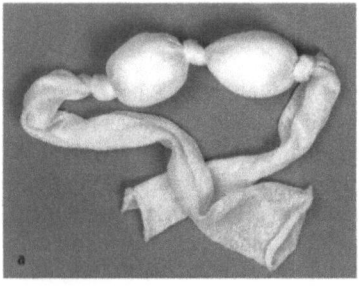

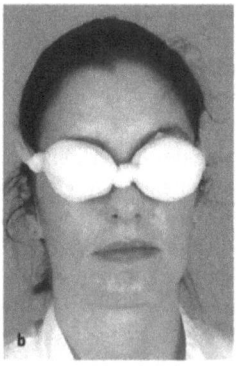

Abb. 3. a,b Weicher Augendruckverband für die Nacht.

Nach dem Eingriff und über die folgende Nacht angelegt, eignet sich zusätzlich auch sehr wirksam ein weicher Druckverband über beiden Orbitae. Er lässt sich ganz einfach aus einem ca. 1 m langen Stück Schlauchbinde (z. B. Schlauchverband, Fa. Lohmann) von ca. 5 cm Breite herstellen, in welches zwei passende Wattebäusche eingeknüpft werden (Abb. 3 a,b). Verknotung der Schlauchenden seitlich am Hinterkopf.

Weiterführende Tipps
→ Nasenseptumfixierung.

Autophonie

Ziel
Beratung und Behandlung eines Patienten mit quälender Autophonie.

Problem

Die Autophonie ist das Mauerblümchen im Themenkreis Tuben-Mittelohrerkrankungen. Das Klaffen der Tube kommt viel öfter vor, als man meint (6-7% aller Menschen nach Koch und Pau), und dessen Symptomatik wird, weil ohne klinisches Gewicht, leichtfertig abgetan. Dabei kann es – auch ohne psychosomatischen Hintergrund – einen schwer erträglichen Leidenszustand darstellen. Über die Ursachen ist vieles bekannt, für Abhilfe sollte man jedenfalls mehr tun als den Patienten von der Harmlosigkeit des Phänomens überzeugen zu wollen.

Lösung und Alternativen
Ursachen
- Allgemeine Schwäche mit Gewichtsverlust bei zehrenden Krankheiten
- Anorexia bzw. Bulimia nervosa
- Schwangerschaft, Einnahme von Ovulationshemmern
- Vernarbungen im Epipharynx nach Operationen oder Bestrahlung
- Essentielle Hypotonie (Autophonie manchmal einziges subjektives Zeichen eines Tricuspidal-Prolapses; Krebber)
- Akromegalie

Symptomatik
Die Betroffenen, mehr Frauen als Männer, schildern das dröhnende „von innen kommende" Mithören der eigenen Stimme als die ärgste Beeinträchtigung, ganz entsprechend dem etymologisch-griechischen Sinngehalt von Autophonie. Auch das eigene Atmen wird als fauchendes Störgeräusch mitgehört, so dass die Töne und Geräusche der Umwelt verfremdet oder verdeckt wahrgenommen werden und den Patienten glauben lassen, er sei schwerhörig. (Das alles bei gewöhnlich normalem Tonschwellenaudiogramm und nicht mehr als den atemsyn-

chronen Impedanzschwankungen). Im geselligen Gespräch oder im Chorgesang kommt es zu großer Verunsicherung. Professionelle Künstler auf Sprech- wie auf Gesangsbühnen können so beeinträchtigt sein, dass sie berufsunfähig werden. Dazu gesellen sich oft ein unaufhörliches Ohrrauschen wie Tinnitus und Druckgefühl auf den Ohren. Manche Patienten versuchen, sich durch gähnende Unterkieferbewegungen oder durch das sog. Sniffen (scharfe inspiratorische Atemzüge; Koch und Pau), Erleichterung zu verschaffen. Depressionen bis zur Vereinsamung sind verständliche Folgen, wenn jede Therapie versagt.

Therapie

Wenn die aus Anlass der o. g. Ursachen kausal gerichteten Behandlungsmöglichkeiten (Gewichtsvermehrung, reichlich Flüssigkeitsaufnahme, allgemeine Roborierung, Regulierung von Kreislauf- und endokrinen Verhältnissen) erschöpft sind, kommt als Alternativtherapie noch folgendes in Betracht:

Therapeutische Alternativen

Wirksam ist alles, was den Venendruck im Kopfbereich erhöht: Jugularvenenkompressionen, Sitzen statt Stehen, Liegen statt Sitzen, Gymnastik mit Kopftiefstand: Aber wie soll der Patient dergleichen im Alltag und im Beruf praktizieren? Viel einfacher ist das Engermachen von Hemd- und Blusenkragen oder das Tragen eines eng geknüpften Halstüchleins, z. Zt. ein modisches Accessoire.

Operative Maßnahmen am pharyngealen Tubenostium, z. B. die submuköse Injektion von Kollagen, gelten als Wagnis wegen der unberechenbaren, u. U. gegenteiligen Folgen (Tubenverschluss, Adhäsivprozess). Für den Patienten durchaus hilfreich und quasi risikolos kann in schweren Fällen von Autophonie hingegen eine Paukendrainage sein, wenn auch deren Wirkungsmechanismus erstaunlich erscheint.

Literatur

Koch U, Pau H-W (1994) Tubenfunktionsstörungen. In: Helms J (Hrsg) Oto-Rhino-Laryngologie in Klinik und Praxis in 3 Bänden. Georg Thieme Verlag, Stuttgart New York, Band 3, S. 577–578

Krebber HJ (1997) CardioClinic, Hbg., Persönliche Mitteilung

Benigner paroxysmaler Lagerungsschwindel

Ziel

Den anamnestisch beschriebenen Schwindel, der bei Änderung der Körperlage auftritt, durch Nachweis von pathologischen Nystagmen als eine peripher-vestibuläre Störung zu klassifizieren.

Problem

Der Patient zeigt bei der normalen Lagerungsprüfung trotz eindeutig erhobener anamnestischer Hinweise keinen pathologischen Lagerungsnystagmus.

Lösung und Alternativen

Da die Canalolithiasis häufig den hinteren vertikalen Bogengang befällt, ist es notwendig, die Lagerungsprüfung mit um 45° gedrehtem Kopf durchzuführen. Hierbei muss der Kopf in Bezug auf die Kipprichtung zur kontralateralen Seite gedreht werden (Abb. 1). Tritt ein horizontaler Nystagmus mit starker rotatorischer Komponente und Crescendo-Decrescendo-Charakter auf, so liegt eine Canalolithiasis des hinteren vertikalen Bogengangs der zur Kippung ipsilateralen Seite vor.
Bei positivem Befund ist ein Lagerungstraining (wiederholte Durchführung des schwindelauslösenden Manövers) angeraten. Fällt der Test negativ aus, sind eine orthopädische Abklärung der HWS und eine Dopplersonographie der großen Halsgefäße indiziert.

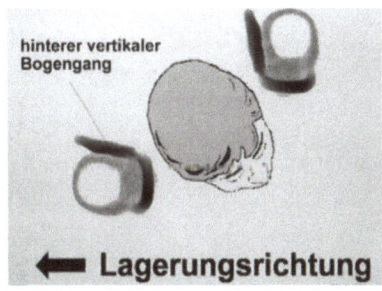

Abb. 1. Um den rechten hinteren vertikalen Bogengang in die Lagerungsebene zu bringen, wird der Kopf des Patienten um 45° nach links gedreht. Unter Beibehaltung dieser Kopfposition wird der Patient nun zur rechten Seite gekippt, und der Untersucher fahndet sofort mit der Frenzelbrille nach einem Nystagmus.

Weiterführende Tipps
→ Vestibularisprüfung; → Vestibuläre Störungen, klinische Differenzierung.

Literatur
Schmidt CL (1998) Der Mechanismus des benignen, peripheren, paroxysmalen Lagerungsschwindels (BPPV) Laryngo-Rhino-Otologie 77:485–495

Bissverletzungen im Kopf-Halsbereich

Ziel

Zur Minimierung der Folgeschäden mit Funktionseinschränkungen oder Einbußen der ästhetischen Integrität nach Bissverletzungen im Kopf- und Halsbereich ist eine plastische Sofortrekonstruktion mit Hilfe autologer Transplantate oder Nahlappentechniken anzustreben.

Problem

In Deutschland ist jährlich von etwa 8.500 Gesichtsverletzungen durch Hundebiss auszugehen (Angaben der Versicherungswirtschaft, 1997). 50–75% der Betroffenen sind Kinder im Alter zwischen 5 und 9 Jahren. Spektrum und Ausmaß der Bissverletzungen sind sehr variabel (Lackmann et al, 1992). Sie reichen von oberflächlichen Verletzungen (in ca. 50% der Fälle) bis hin zu tiefen Verletzungen mit Substanzdefekten unter Beteiligung der Muskulatur, der Gefäße und Nerven sowie des Knochens. Bei 10% der Patienten mit offenen Bisswunden im Gesicht muss die Wunde chirurgisch verschlossen werden. Eine Bissverletzung im Kopf- und Halsbereich erfordert in jedem Fall eine fachgerechte Behandlung, um Infektion und die Gefahr bleibender funktioneller Störungen oder Entstellungen so gering wie möglich zu halten. Noch Ende der 70er Jahre war die heute angestrebte primäre Wundversorgung bei Bissverletzungen vollkommen obsolet.

Lösung und Alternativen

Eine *Antibiose* (systemisch) wird bei klinisch infizierten Bissverletzungen notwendig (ß-Lactamase-stabile Penicilline, Kombinationsantibiotika mit Clavulansäure). Die prophylaktische antibiotische Therapie (oral) bei nichtinfizierten Bisswunden mit oberflächlichen Verletzungen ist nach Meinung zahlreicher Autoren nur bei Risikopatienten indiziert wie z. B. bei: Immungeschwächten Patienten, Kindern unter 2 Jahren, Diabetikern, periorbitalen Verletzungen, peripheren arteriellen Verschlusskrankheiten, Patienten mit künstlichen Herzklappen etc.

Sofern kein aktiver oder nur ein unvollständig aktiver Tetanus-Impfschutz besteht, muss auf jeden Fall eine Simultanimpfung mit 0,5 ml Tetanus-Adsorbat-Impfstoff (Tetanol®) i. m. und mit 250 IE Tetanus-Immunglobulin (Tetagam®) i. m. erfolgen. Kann der Verdacht auf eine Tollwutexposition des Tieres nicht ausgeräumt werden, so muss eine simultane aktiv-passive Tollwutimpfung durchgeführt werden (aktiv: Rabivac®, in 6 Teilimpfungen verabreicht; passiv: Humanes Anti-Rabies-Hyperimmunglobulin Berirap®).

Die chirurgische Behandlungsstrategie beinhaltet:
1. Die lokale und gewebeschonende *Wundspülung* mit NaCl, H_2O_2 oder z. B. Ethacrydin-Lactat-Lösung.
2. Bei einem *Debridement* im Gesicht sollten nur avitale Gewebeteile entfernt werden, um die entstehenden Defekte so klein wie möglich zu halten.
3. Der *primäre Wundverschluss* im Gesichts- und Halsbereich ist die Therapie der Wahl bei oberflächlichen Hautläsionen und solchen, die bis an die Knorpel- und Muskelschicht reichen (schichtweiser Wundverschluss mit 4×0 oder 5×0 atraumatischem oder resorbierbarem Nahtmaterial, Hautnaht mit einem atraumatischen, monofilen Faden der Stärke 6×0). *Drainagen* oder *Laschen* ermöglichen einen Sekretabfluss.
4. Eine *Replantation abgebissener Gewebeteile* (z. B. Nasenspitze, Ohrmuschel- oder Lippenanteile etc.) ist, wenn möglich, anzustreben. Mit einer wenigstens partiellen Nekrose des Transplantates ist zu rechnen, jedoch erfüllt auch der nekrotische Gewebeanteil den Zweck eines „temporären biologischen Verbandes". Die abgebissenen Gewebsteile sollten zur Replantation, z. B. in einen Plastikbeutel gehüllt, transportiert werden, der wiederum z. B. durch Eiswürfel in einem zweiten Beutel gekühlt wird.
5. Ist eine Replantation der abgebissenen Gewebeteile nicht möglich, sollte unbedingt eine *Sofortrekonstruktion* durch autologe Transplantate bzw. Nahlappenplastiken erfolgen. Die funktionellen und ästhetischen Ergebnisse sind denen bei sekundärer Rekonstruktion überlegen. Nasenspitze und Nasenflügel lassen sich mit Hilfe von Schwenklappenplastiken aus der Nasolabialfalte oder durch Composite grafts der Ohrmuschel rekonstruieren. Ohrmuscheldefekte werden ebenfalls mit gestielten Hautlappen bzw. ggf. mit Knorpeltransplantaten aus der gleichen oder kontralateralen Ohrmuschel rekon-

struiert. Auch Rippenknorpel (Tutoplast®Knorpel, BioDynamics – Neuromedics AG, CH-1700 Fribourg) kann verwendet werden.
6. Oberflächliche Lippendefekte können unter einem feuchten Verband zugranulieren. Bei Keloidneigung kann die lokale Steroidapplikation sinnvoll sein, z. B. Volon® 40 Kristallsuspension (= Triamcinolonacetonid) 0,5 – 1 ml subläsional. Regionale Lappenplastiken werden bei größeren Lippendefekten notwendig. Besondere Sorgfalt ist hier auf eine Rekonstruktion des Lippenrots zu legen, z. B. mit Hilfe von Schleimhaut aus dem Vestibulum oris.

Als flankierende therapeutische Maßnahme sind rheologische Infusionen zu empfehlen.

Weiterführende Tipps
→ Keloidprophylaxe.

Literatur
Scheithauer MO, Rettinger G (1997) Bissverletzungen im Kopf-Halsbereich. HNO 45:891 – 897
Lackmann GM, Isseksteim G, Töllner U, Draf K (1992) Surgical treatment of facial dog bite injuries in children. J Cranio Max Fac Surg 20:81 – 86
Miller TA, Timothy A (1987) Wound contraction as treatment of dog bite avulsions of the lip. Ann Plast Surg 19:42

Bluttransfusion bei Jehovas Zeugen

Ziel
Medikolegale Sicherheit.

Problem

Getreu ihren Glaubensgrundsätzen lehnen Jehovas Zeugen jegliche Bluttransfusion ab. In letzter Konsequenz wählen sie lieber den Tod als die Lebenserhaltung durch Fremdblutübertragung. Diese Selbstbestimmung von erwachsenen Zeugen Jehovas und ihr verfassungsgemäßes Recht auf körperliche und seelische Unversehrtheit haben wir Ärzte zu respektieren, auch wenn wir damit unser eigenes Gewissen beschädigen.

Lösung und Alternativen

Unter dem Leitmotiv „Extreme Anämie bei Verweigerung der Transfusion" haben Zander und von Bormann mehrere, ganz objektive Berichte mit Fallbeispielen aus verschiedenen Kliniken, Unfallkrankenhäusern und Intensivstationen gesammelt. Die jeweiligen Autoren beschreiben denkbar präzise und kritisch den glücklichen oder auch letalen Ausgang bei ihren Patienten aus der Glaubensgemeinschaft „Zeugen Jehovas". Dabei werden immer wieder mit dem Leben kaum vereinbare Laborwerte mitgeteilt (z. B. Hb 1,4 g/dl bei Hkt 3,7%), so im Falle eines extremen intraoperativen Blutverlustes bei einer Zeugin Jehovas, die ohne Fremdbluttransfusion dank Ausschöpfung aller nur denkbaren intensivmedizinischen Möglichkeiten am Leben erhalten werden konnte.

Ein abschließender juristischer Kommentar bringt namentlich unser ärztliches Dilemma bei hochgradig ausgebluteten, minderjährigen Kindern von Eltern aus dieser Glaubensgemeinschaft auf den Punkt. An dieser Stelle muss wörtlich zitiert werden:

„Besonderer Betrachtung bedarf im vorliegenden Zusammenhang die Ablehnung einer Bluttransfusion durch Eltern als Sorgeberechtigte für ihre minderjährigen Kinder, soweit diese selbst (noch) nicht einwilligungsfähig sind. In solchem Fall ist grundsätzlich die Entscheidung des Vormundschaftsgerichts über die Vornahme einer Bluttransfusion

– gegen den Willen der Eltern – einzuholen (§ 1666 BGB). Ist Eile geboten und kann eine Entscheidung des Vormundschaftsgerichts nicht abgewartet werden, darf und muss der Arzt die Bluttransfusion in Ansehung seiner Hilfeleistungspflicht auch gegen den Willen der Eltern vornehmen. Andernfalls würde er sich dem strafrechtlichen Vorwurf einer „unterlassenen Hilfeleistung" aussetzen. Bedenklich erscheint, bei dieser Fallkonstellation die ablehnende Haltung der Eltern durchweg und per se als „missbräuchlich" zu charakterisieren. Art. 2 und 4 GG beanspruchen auch in diesem Zusammenhang grundsätzlich Geltung. Jedoch bedarf die Haltung der Eltern durch eine Entscheidung des Vormundschaftsgerichts bzw. aufgrund eigenen Entschlusses des Arztes (siehe oben) der „Objektivierung". Denn es ist nicht zweifelhaft, dass der Pflicht, „das Leben und die Gesundheit des Kindes zu retten", der Vorrang gegenüber der „das Leben des Kindes aufs Spiel setzenden Gewissensentscheidung" der Eltern gebührt)."

Weiterführende Tipps
→ Patienten-Schutzbrief.

Literatur
Bock RW (1996) Juristischer Kommentar zur Ablehnung von Blutransfusionen. Anästhesiol Intensivmed Notfallmed Schmerzther 31:506–507

Busse J, Wesseling C (1996) Tolerierung eines extremen intraoperativen Blutverlustes bei einer Zeugin Jehovas. Anästhesiol Intensivmed Notfallmed Schmerzther 31:498–501

Zander R, von Bormann B (Hrsg.) (1996) Extreme Anämie bei Verweigerung der Transfusion. Editorial – Leben ohne Hämoglobin? Anästhesiol Intensivmed Notfallmed. Schmerzther 31:488–489

Blutung, intraoperative

Ziel
Reduktion einer diffusen Blutung im Rahmen einer endoskopischen oder mikroskopischen Operation.

Problem
Besonders bei endoskopischen Operationen der Nasennebenhöhlen oder bei mittelohrchirurgischen Eingriffen unter Benutzung des Operationsmikroskopes kann eine permanente Ansammlung von Blut den Operationsverlauf aufgrund der engen anatomischen Verhältnisse stark beeinträchtigen.

Lösung und Alternativen
Bei nicht hypertonen Blutdruckwerten ist im Rahmen der o. g. Eingriffe eine merkliche Reduktion der Blutung im Operationsgebiet durch die intravenöse Gabe eines Beta-Blockers (z. B. 0,5–5 mg Beloc® = Metoprolol) von seiten der Anästhesie zu erzielen. Durch die Blockierung der β-Rezeptoren an den peripheren Gefäßen kommt es in der Peripherie, d. h. auch im Operationsgebiet, zu einer Vasokonstriktion der Endgefäße. Die so erzielte Verringerung des Blutaustritts führt zu einer deutlichen Verbesserung der Sichtverhältnisse im Operationssitus.

(CAVE: Bradykardie, Reizleitungsstörungen und Asthma bronchiale.)

Weiterführende Tipps
→ Hustenreiz, postoperativer; → Marcumarisierter Patient; → Saugen.

Blutungszeit

Ziel
Sicherer präoperativer Ausschluss einer vermehrten Blutungsneigung.

Problem

Anstelle verschiedener Antikoagulanzien (z. B. Marcumar®) werden zum vielfach gleichen Zweck Thrombozytenaggregationshemmer eingesetzt, allen voran die Acetylsalicylsäure. Von deren zahlreichen Nebenwirkungen ist für jeden chirurgisch tätigen Arzt die verstärkte intraoperative Blutungsneigung von Bedeutung, wenn auch diese im Vergleich zu Marcumar® geringer eingeschätzt wird. Aber die durch Acetylsalicylsäure (ASS) bewirkte Thrombozytenfunktionsstörung kann verheerend sein, so z. B. im Rahmen der Tonsillektomie!

Lösung und Alternativen
Patienten, denen ASS zur Thromboseprophylaxe verordnet ist, und auch solche, die über ASS-Medikation gar nichts wissen (z. B: Aspirin plus® gegen Grippe), sind entsprechend aufzuklären. Erst 6–7 Tage nach Absetzen von ASS-Präparaten darf operiert werden. Gleiches gilt für nichtsteroidale Antirheumatika.
Zur präoperativen Vorbereitung gehört die Untersuchung des Gerinnungsstatus (Quick, PTT, Thrombozytenzahl). Er kann selbst unter ASS-Medikation oder bei Thrombozytenfunktionsstörungen scheinbar normal sein, wenn nicht auch die – zeitweilig vernachlässigte – Bestimmung der Blutungszeit vorgenommen wird. Erst diese einfache, kostengünstige, zusätzliche Untersuchung – so auch wieder die Lehrmeinung der Anästhesisten – gewährt die größtmögliche Sicherheit vor einem intra- und postoperativen Desaster.

Methode der Blutungszeitbestimmung
Lanzetten-Einstich ins Ohrläppchen oder in eine Fingerbeere. Das austretende Blut wird alle 15–30 s mit saugfähigem Filterpapier entfernt und die Zeit gemessen, bis kein Blut mehr austritt. Normal ist eine Blutungszeit von 3–5 Minuten. Es gibt auch eine einfache apparative Hilfe (Precisette, Fa. E. Knoll, 79224 Neukirch), mit der die Einstichtiefe stan-

dardisiert wird, während am Oberarm eine Blutdruckmanschette mit 40 mm Hg angelegt ist.

Weiterführende Tipps
→ Marcumarisierter Patient.

Literatur
Deitmer T (1989) Hämostase-Screening vor HNO-Operationen. Laryngo-Rhino-Otologie 68:188

Borkenentfernung

Ziel
Entfernung von Borken aus einer Operationshöhle nach lateraler Rhinotomie, nach Exenteratio orbitae oder bei Ozaena.

Problem

Mit einem Nasensauger oder einer Pinzette gelingt es kaum, festhaftende Borken im abgeheilten Operationsgebiet zu entfernen, ohne schmerzhafte, blutige Läsionen zu setzen.

Lösung und Alternativen

Die Borkenentfernung gelingt mühelos und für den Patienten nicht belastend, indem eine schmale Mullbinde kräftig mit Vaseline, Olivenöl oder wie von Jacob Gottstein (1832–1895) empfohlen mit Lebertran durchfeuchtet wird. Diese Fetttamponade wird nun entweder in das Cavum nasi (bei Z. n. lateraler Rhinotomie oder Ozaena) oder in die Orbitahöhle (bei Z. n. Exenteratio orbitae) fortlaufend eingebracht und dort ca. 1 Stunde belassen. Danach lassen sich alle Borken mitsamt der Tamponade problemlos entfernen.

Choanalatresie-Platzhalter

Ziel

Als Sofortmaßnahme im Kreissaal muss bei einem Neugeborenen mit beidseitiger Choanalatresie unverzüglich ein Güdel-Tubus eingesetzt werden, um die Mundatmung zu erzwingen. Nachdem aufgrund von fehlendem Atemniederschlag auf einem vor die Nase gehaltenen kalten Kehlkopfspiegel oder aufgrund von fehlender Sondierbarkeit des unteren Nasengangs (z. B. mit einem dünnen Absaugkatheter) die Diagnose einer Choanalatresie verifiziert wurde, gilt es, nach deren operativer Eröffnung die Choane vor einer Restenosierung zu bewahren.

Problem

Viele Platzhalter werden von Kleinkindern disloziert oder führen aufgrund von Druckstellen an Nasenflügel, Columella oder vorderem Septum zu später kaum mehr korrigierbaren Gewebeschädigungen.

Lösung und Alternativen

Zum Schutz der Rachenhinterwand kann ein armierter Wattetupfer bzw. ein kleiner Orbitaspatel oder Nasenrachenspiegel ohne Glas in den Nasenrachenraum eingelegt werden. Nach Eröffnung der Choanalatresie transnasal mit einer kleinen Siebbeinstanze, dem Diamantbohrer oder dem CO_2-Laser bzw. auf transpalatinalem Wege werden zwei dem Nasenlumen angepasste Portex-Tuben® mit einer nicht resorbierbaren Naht (Vicryl®) verbunden, wobei ein kleines Stück Silikonschlauch (Silikonabsaugkatheter) zwischen den Tuben um die Naht herum liegt, um genügend Abstand zwischen den beiden Platzhaltern für das Septum zu lassen. Von ventral her werden nun zwei Silikonabsaugkatheter transnasal in den Oropharynx geschoben und jeweils der rechte an das rechte und der linke an das linke ventrale Ende des jeweiligen Portex-Tubus genäht.

Durch Zug an den nasalen Katheterenden werden nun die Tuben über eine Adenotomie-Einstellung von retronasal in die Nase eingeführt, bis sie im Vestibulum nasi gefasst werden können. Man lässt sie ungefähr 0,5 cm aus der Nase herausragen, d. h. so weit, dass sich die hintere Naht

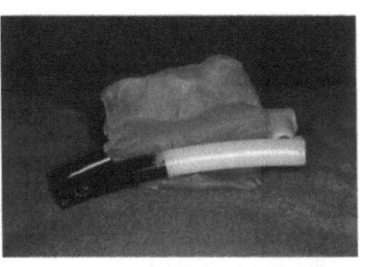

Abb. 1. Modell des Choanal-Platzhalters bestehend aus zwei Portex-Tuben® rechts und links des Septums und einem Stück Silikonschlauch als Distanzhalter.

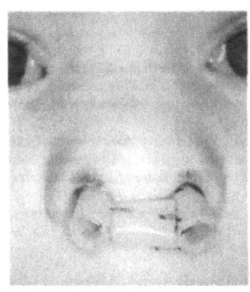

Abb. 2. Choanal-Platzhalter in situ bei einem Kleinkind nach Eröffnung einer doppelseitigen Choanalatresie.

direkt dorsal des Vomers befindet. Beide Platzhalterröhrchen werden nun ventral der Columella ebenfalls mit einer nichtresorbierbaren Naht über ein Stück Silikonschlauch als Distanzhalter verbunden (Abb. 1 und 2).

Alle 4–6 Wochen müssen die Platzhalter in Narkose gewechselt werden und sind ggf. durch größere zu ersetzen. Erscheint nach einiger Zeit die Choane endoskopisch stabil, so kann auf einen Platzhalter verzichtet werden. Unter Umständen muss mehrmals täglich eine transnasale Bougierung durch die Betreuer der kleinen Patienten erfolgen.

Bei einseitiger Choanalatresie, die in der Regel im späteren Lebensalter operiert wird, ist manchmal keine Platzhaltereinlage erforderlich.

Weiterführende Tipps

→ Choanal-Bougie.

Literatur

Rudert H (1999) Kombinierte transseptale-transnasale Chirurgie einseitiger Choanalatresien ohne Verwendung von Platzhaltern. Laryngo-Rhino-Otologie 78:697–702

Stoll W (1999) Nasenchirurgie im Kindesalter. In: Hildmann H, Koch U. Verhandlungsberichte 1999: Referate: Hals-Nasen-Ohren-Chirurgie im Kindes- und Jugendalter. Springer Verlag, Berlin Heidelberg New York Tokio: 59–87

Choanal-Bougie

Ziel
Nach erfolgreicher operativer Eröffnung einer Choanalatresie und temporärer Stabilisierung mittels eines Platzhalters muss unter Umständen nach der Platzhalterentfernung täglich eine Bougierung der Choanalregion durch die Betreuer des in der Regel sehr jungen Patienten erfolgen.

Problem
Wattestäbchen mit einem Holzstiel können abbrechen, Q-Tips sind zu kurz, um die Choanalregion zu erreichen, und Metall-Bougies sind zu rigide und können daher bei Bewegung des Kindes zu intranasalen Verletzungen führen.

Lösung und Alternativen
Eine Ösophagusbougie (20–24 Chr) oder ersatzweise auch eine Harnröhrenvollbougie eignet sich hervorragend zur Bougierung der Choanalregion. Sie sind in verschiedenen Durchmessern erhältlich und können mit einer kleinen Säge so gekürzt werden, dass die vorderen 3,5 cm abgetrennt werden, da der Durchmesser dieses Bezirkes zu gering ist, um ein ausreichendes Choanallumen offenzuhalten. Die Bougie sollte ungefähr eine Länge von 15 cm haben (Abb. 1).

Kanten, die durch das Kürzen entstehen, können problemlos mit einer handelsüblichen Feile abgerundet werden. Vor der Behandlung wird die Bougie in warmem Wasser erwärmt und dadurch biegsamer. In angewärmtem Zustand kann sie anatomiegerecht geformt werden. Zur besseren Gleitfähigkeit wird sie mit Bepanthen-Salbe® oder besser

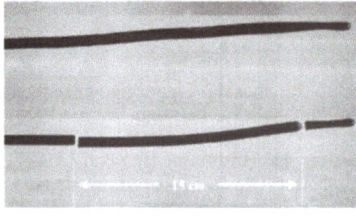

Abb. 1. Oben ist eine herkömmliche Ösophagusbougie abgebildet. Darunter ist gezeigt, welcher Teil dieser Bougie für die Choanalbougierung herausgetrennt und vorne abgerundet werden sollte (15 cm langer Mittelteil).

mit etwas Xylocain-Gel® (zusätzliche Schleimhautanästhesie) bestrichen. Aufgrund ihrer Materialeigenschaften wird diese Bougie von den Kindern wesentlich besser toleriert und birgt deutlich weniger Verletzungsgefahren als ein Wattestäbchen oder eine Metallbougie.

Weiterführende Tipps
→ Choanalatresie-Platzhalter.

Dandy-Phänomen

Ziel

Einfache Prüfung des sog. Dandy-Phänomens.

Problem

Besonders Patienten mit beidseitigem Ausfall der horizontalen Bogengangsfunktion bei kalorischer oder rotatorischer Reizung beklagen im Falle eines zusätzlichen Funktionsverlustes der Otolithenorgane eine fehlende Blickfeldstabilisierung beim Gehen oder bei Autofahrten auf „holperigen" Straßen. Man spricht von einer Störung des dynamischen Sehvermögens. Diese Oszillopsien, die erstmals von dem Neurochirurgen Walter Edward Dandy (1886–1946) nach Resektion beider Nn. vestibulares bei Patienten mit ausgeprägtem M. Menière beschrieben wurden, werden gemeinhin als Funktionsverlust der Otolithenorgane gedeutet. Wird jedoch bei der Anamnese nicht direkt nach diesem sehr speziellen Symptom gefragt, so wird der Patient allgemein von Schwindelbeschwerden sprechen, und eine weitergehende Untersuchung des Otolithensystems unterbleibt.

Lösung und Alternativen

Hat man anamnestisch einen Hinweis auf Oszillopsien, so ist ein einfacher Test geeignet, diese Störung zu verifizieren:

Man benötigt für diese Untersuchung lediglich ein Poster mit verschiedenen Schriftgrößen. Besonders gut geeignet sind die von Pharmafirmen oft verteilten schematischen Abbildungen der Hals-Nasen- oder Ohrenanatomie. Das „Poster" bleibt zuerst mit der Schrift zur Wand gedreht.

Der Patient wird gebeten, sich in 2 m Entfernung vor dem Poster aufzustellen. Er soll dann in den Knien mit einer Frequenz von 1–2 Hz und einer Amplitude von 5–10 cm vertikale Körperbewegungen ausführen (auf und ab wippen). Sodann wird das Poster umgedreht, und der Patient wird gebeten, ausgewählte Wörter vorzulesen.

Bei funktionstüchtigem Otolithenorgan gelingt dies in der Regel mühelos, während es bei Patienten mit beidseitigem Ausfall der Makulaorgane zu einem völligen Zusammenbruch der Blickfeldstabilisierung kommt und er nicht in der Lage ist, auch nur ein Wort zu erkennen. Bemerkenswert ist in diesem Zusammenhang, dass sich nicht bei allen Patienten mit erloschener horizontaler Bogengangsfunktion auch ein Dandy-Phänomen einstellt, so dass in diesen Fällen zumindest auf *ein* funktionstüchtiges Otolithenorgan geschlossen werden kann. Bei gesunden Probanden kann Alkoholkonsum zu einer Störung des dynamischen Sehermögens führen. Ergeben sich anamnestisch oder klinisch Hinweise auf eine Funktionsstörung der Otolithenorgane, so ist eine seitengetrennte Testung des Utrikulus mittels exzentrischer Rotation und des Sakkulus durch Analyse der vestibulär evoziert myogenen Potentiale (VEMP) des M. sternocleidomastoideus notwendig.

Weiterführende Tipps

→ Vestibularisprüfung; → Vestibuläre Störungen, klinische Differenzierung; → Benigner paroxysmaler Lagerungsschwindel.

Literatur

Schmäl F, Stoll W (1997) Der makulo-okuläre Reflex und die visuelle Wahrnehmung während vertikaler Körperbeschleunigungen. Laryngo-Rhino-Otologie 76:523–527

Schmäl F, Kunz R, Ortmann C, Stoll W, Nieschalk M, Fechner G (2000) Effect of ethanol on dynamic visual acuity during vertical body-oscillation in healthy volunteers. Eur Arch of ORL 257 (9):485–489

Schmäl F, Kunz R, Stoll W(2000) Dynamic visual acuity during linear acceleration along the inter-aural axis. Eur Arch of ORL 257 (4):193–198

Stoll W, Werner F, Kauffmann G (1991) Objektivierung visueller Wahrnehmungsstörungen nach einseitigem Vestibularisausfall. Laryngo-Rhino-Otologie 70:56–61

Dilatative Punktionstracheotomie (DPT)

Ziel

Die endoskopisch kontrollierte dilatative Punktionstracheotomie (DPT) ist eine neue Variante der alten Idee, die Trachea ohne offene chirurgische Präparation der prätrachealen Weichteile zu kanülieren. Gerade der HNO-Arzt sollte dieses Verfahren beherrschen, da er zu seiner Durchführung besonders prädestiniert ist. Der HNO-Chirurg ist sowohl in der Halschirurgie als auch in den endoskopischen Techniken sehr erfahren und kann deshalb die zwar seltenen, aber schweren Komplikationen der DPT (z. B. Verletzung der Tracheahinterwand) beherrschen.

Problem

Die DPT findet gerade in den nicht-operativen Fachdisziplinen wie Anästhesiologie und Innere Medizin zunehmend Anwendung, weil sie auf der Intensivstation einfach anzuwenden, schnell und bettseitig verfügbar sowie kostengünstig und vor allem komplikationsarm sein soll. Diese angeblichen Vorteile im Vergleich zur konventionellen und chirurgisch durchgeführten Tracheotomie können der DPT nicht unwidersprochen zugeschrieben werden.

Lösung und Alternativen

Die DPT erfolgt am bereits oro- oder nasotracheal intubierten Patienten, z. B. mit dem Ciaglia-Perkutanes Tracheotomie- und Einführset EZ-PBSS™. Die Indikation ist meist eine längerfristige intensivmedizinische Überwachung. Vorwiegend werden die von Ciaglia et al. beschriebene Vorgehensweise angewandt und der eigentliche Vorgang der Punktion der Trachea mit dem Endoskop überwacht:

Beim auf dem Rücken liegenden, leicht überstreckten Patienten wird der Kopf rekliniert sowie unter endoskopischer Sicht der Tubus bis auf Glottisniveau zurückgezogen. Die Punktionsstelle der Trachea liegt in der Medianen, 2 cm kaudal des Ringknorpels. Es erfolgt zunächst eine Lokalanästhesie durch Infiltration von Haut und Subkutangewebe (Xylocain 1%, ggf. mit Adrenalin 1:200.000). Die Punktionsnadel sitzt auf einer Spritze. Durch Aspiration von Luft wird sichergestellt, dass das Tracheallumen erreicht ist (Abb. 1). Die Richtung der Punktion er-

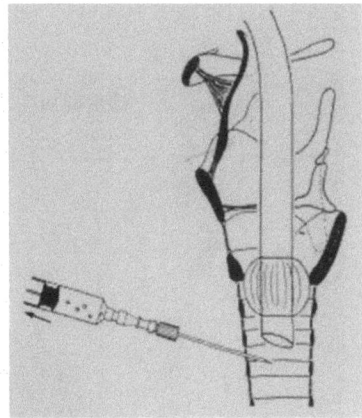

Abb. 1. Punktion der Trachea mit Hilfe einer speziellen Punktionsnadel.

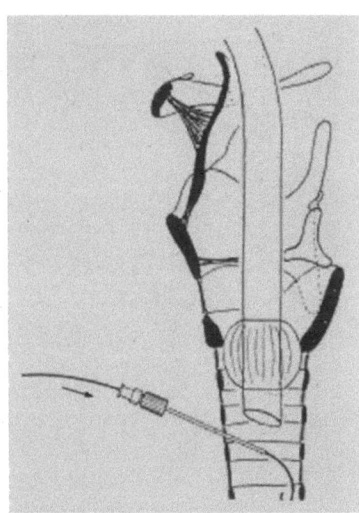

Abb. 2. Vorschieben des Führungsdrahtes nach endotracheal durch die liegende Punktionsnadel.

folgt schräg nach kaudal, so dass die Trachea tangential getroffen wird. Nach Entfernen der Spritze lässt sich ein Führungsdraht durch die Punktionsnadel nach endotracheal einführen (Abb. 2).

Um den Draht, quer verlaufend, wird eine ca. 1 – 1,5 cm messende Stichinzision der Haut durchgeführt, so dass anschließend ein 1 1-Charrière-Dilatator und dann sofort an seiner Stelle ein Führungskatheter über

36 Dilatative Punktionstracheotomie (DPT)

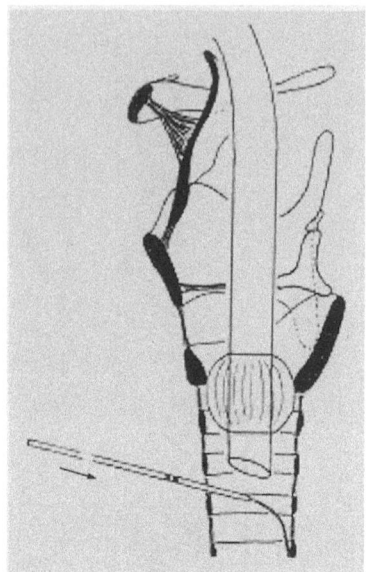

Abb. 3. Vorschieben des Führungskatheters über den liegenden Führungsdraht.

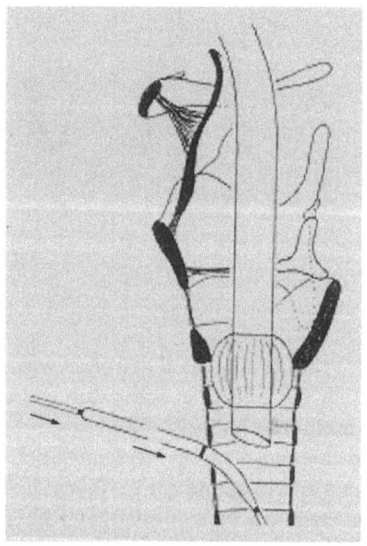

Abb. 4. Der Führungskatheter dient den Dilatationsstäben in aufsteigender Größe (12 bis 36 Charrière) als Leitschiene.

den Draht in die Luftröhre geschoben werden können (Abb. 3). Draht und Führungskatheter dienen den Dilatationsstäben in aufsteigender Größe von 12 bis 36 Charrière als Leitschiene (Abb. 4). Zuletzt wird der 24-Charrière-Dilatator mit der aufgefädelten Trachealkanüle vorgeschoben (Abb. 5). Mittlerweile gibt es auch für die DPT einen speziellen Tubus mit angeschrägter Spitze, die ein glattes Vorschieben erlaubt („Percutaneous Tracheostomy Tube" Mallinckrodt Medical, Hennef, Deutschland). Der gesamte Dilatationsvorgang wird über das in Höhe der Stimmbandebene liegende flexible Endoskop kontrolliert. Erst wenn die Trachealkanüle korrekt liegt (Kontrolle der distalen Trachea und der Bifurkation mit dem Endoskop), wird der 24-Charrière-Dilatator zusammen mit dem Führungskatheter und dem Draht entfernt.

Vor Entfernen des oro- bzw. nasotracheal liegenden Tubus muss auch eine Kontrolle der supraorifiziellen Trachealabschnitte erfolgen. Der Wechsel der Dilatatoren sollte von Rechtshändern mit der rechten Hand zügig hintereinander durchgeführt werden. Die linke Hand sichert dabei den Führungskatheter vor Dislokation und dichtet die

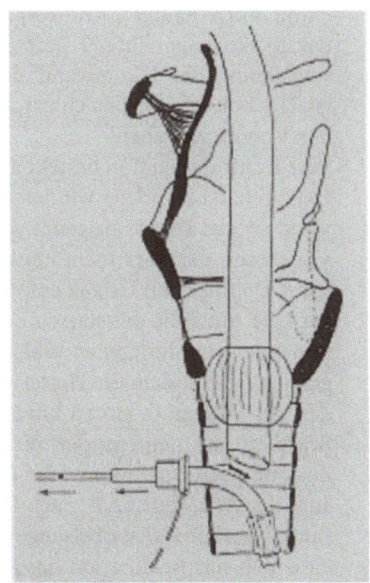

Abb. 5. Vorschieben des 24-Charrière-Dilatators mit aufgefädelter Trachealkanüle.

Punktionsstelle mit einer sterilen Mullkompresse ab. So wird ein Luftemphysem vermieden.

Dost und Jahnke weisen explizit darauf hin, wie wichtig es ist, bei der Durchführung der DPT ein spezielles Gefühl für die Kraft zu entwickeln, die notwendig ist, um beim Wechsel der Dilatationsstäbe jedesmal das Durchdringen der Tracheavorderwand zu spüren. Ein zu heftiges Vorschieben der Dilatatoren würde zu der schwerwiegendsten Komplikation der DPT führen: der Verletzung der Hinterwand der Luftröhre.

Der Punktionskanal ist nach 7 Tagen so stabil, dass dann der erste Kanülenwechsel erfolgen kann. Wird der erste Kanülenwechsel jedoch vor dem 7. postoperativen Tag notwendig, müssen zunächst wieder Führungskatheter und -draht endotracheal liegend eingebracht werden und vor Einsetzen der neuen Kanüle ein Aufdehnen des Tracheotomie-Schachtes erfolgen („Seldinger-Technik"). Bei reizlosen Wundverhältnissen kann der erste Kanülenwechsel auch erst nach 10 bis 14 Tagen erfolgen mit dem Vorteil eines noch stabileren Tracheotomie-Schachtes.

Die DPT wird besonders für eine Notfallsituation mit akuter Luftnot empfohlen. Hier sehen wir jedoch, wie auch Dost und Jahnke, gerade eine Kontraindikation der Technik, da beim nicht intubierbaren und damit auch häufig nicht sorgfältig zu endoskopierenden Patienten das Risiko ungerichteter paratrachealer Verletzungen oder einer Beschädigung der Hinterwand der Luftröhre unverhältnismäßig hoch ist. Der konventionellen chirurgischen Tracheotomie ist hier unbedingt der Vorzug zu geben.

Eine Kontraindikation besteht auch beim jugendlichen Patienten unter 18 Jahren, da zum Überwinden der äußerst elastischen Tracheavorderwand so viel Druck ausgeübt werden muss, dass ebenfalls leicht eine Verletzung der Pars membranacea oder gar des Ösophagus erfolgen kann. Deitmer und Delank empfehlen hier die endoskopische Kontrolle der DPT mit Hilfe des starren Beatmungstracheoskopes, das der Punktion einen endoluminalen Widerstand entgegensetzt und dessen schräger Schnabel zudem die Hinterwand schützt. Weitere Kontraindikationen der DPT sind: ein zu kurzer Abstand zwischen Ringknorpel und Brustbein mit tiefliegender, nicht tastbarer Trachea, eine Struma, ein Zustand nach Operationen am Bronchialsystem mit entsprechend veränderter Anatomie (z. B. nach Lobektomie), Blutgerinnungsstörungen sowie instabile Halswirbelsäulenverletzungen, die ein Überstrecken des Patienten mit Reklination des Kopfes verbieten.

Weiterführende Tipps
→ Tracheotomie; → Tracheahinterwandverletzung.

Literatur
Ciaglia P, Firsching R, Syniec C (1985) Elective percutaneous dilatational tracheostomy. Chest 87:715–719

Deitmer T, Delank KW (1995) Kritische Anmerkungen aus HNO-ärztlicher Sicht zur perkutanen dilatativen Tracheostomie nach Ciaglia. Anästhesiol Intensivmed Notfallmed Schmerzther 30:501–503

Dost P, Koeser K (1999) Komplikationen der dilatativen Punktionstracheotomie in deutschen Hals-NasenOhren-Abteilungen. Laryngo-Rhino-Otologie 78: 81–85

Dost P, Jahnke K (1997) Die endoskopisch kontrollierte dilatative Punktionstracheostomie. HNO 45:724–731

Kehrl W, Bause HW (1994) Die perkutane Dilatationstracheotomie. Laryngo-Rhino-Otologie 73:108–109

Paul A, Marelli D, Chui R C-J, Vetweber KH, Mulder DS (1989) Percutaneous endoskopic tracheostomy. Ann Thorac Surg 47:314–315

Dokumentation audiometrischer Befunde

Ziel
Die eindeutige und vollständige Aufzeichnung von Ergebnissen audiometrischer Hörprüfungen ist zur Dokumentation objektiv überprüfbarer und plausibler medizinischer Befunde notwendig.

Problem

Im klinischen Alltag, im Gutachtenwesen sowie bei der Kommunikation mit Kollegen bzw. Technikern sind nicht selten Zeichen unvollständiger und missverständlicher Dokumentation von audiometrischen Befunden anzutreffen. Die beliebige Gestaltungsweise von Audiogrammen ohne Kontext oder Erläuterungen führt aber zu Problemen der Befundinterpretation. Zudem greifen unterschiedliche Audiometer, je nach Konstruktion, selbst in die Dokumentation der Ergebnisse ein, so dass Genauigkeit, Sicherheit und Bedeutung audiometrisch gewonnener Kenngrößen des Gehörs verloren gehen können.

Lösung und Alternativen
Welche audiometrischen Befunde sollten dokumentiert werden?
Selbstverständlich sind Hörschwellenpegel für Töne über Luft- und Knochenleitung bei den audiometrischen Frequenzen und die Prozentwerte der nachgesprochenen Wörter und Sätze der Sprachaudiometrie mit verständlichen Symbolen aufzuzeichnen, die verbindlich und durch Legende erklärt werden.

Für Ton- und Sprachaudiometrie sowie Stapediusreflexmessung ist es weiterhin notwendig mit der Aufzeichnung klarzustellen, ob z. B. ein Ton beim größten erzeugbaren Pegel nicht beantwortet wurde. Bekanntermaßen sind auch am gleichen Audiometer die größten erzeugbaren Hörpegel bei unterschiedlichen Frequenzen verschieden und unterscheiden sich von Gerät zu Gerät. Über Knochenleitung werden beträchtlich kleinere maximale Hörpegel als über Luftleitung erreicht. Unvertäubte, möglicherweise übergehörte Schwellen sind zu ermitteln, bevor die Indikation zur Vertäubung entsteht, und dienen somit als Ausgangswerte für eine Beurteilung der Vertäubungswirkung. Die *unvertäubten Schwellen* sollten in das Audiogrammformular mit eingetra-

gen werden, um den Überblick über die Wirksamkeit der Maskierungsprozedur zu behalten.
Die Darstellung eines *tauben Ohres* wirkt überzeugend, wenn Überhörkurven und vibrotaktile Schwellen (Fühlkurven), also die Untersuchungsschritte, die zur Feststellung der Taubheit führen, anstelle des beliebten, von einem Schrägstrich durchquerten Kreises eingetragen sind. Auch sind sprachaudiometrische Ergebnisse ohne und mit Hörgerät festzuhalten, die unterschiedlichen Ergebnisse mit verschiedenen Hörgeräten im gleichen Audiogrammblatt zu verzeichnen oder die Ergebnisse in verschiedenen Einstellungen des gleichen Hörgerätes oder die Unterschiede zwischen einohriger und beidohriger Versorgung mit eindeutiger Beschriftung oder Legende zu Symbolen darzustellen. In diesen Fällen ist man zur Zeit noch einzig auf die manuelle Dokumentation angewiesen, die allerdings nicht immer unmissverständlich und vollständig gestaltet wird.
Selbstverständlich sollte auch stets erkennbar sein, welche Ergebnisse über Kopfhörer, über Lautsprecher und über Knochenleitungshörer gewonnen wurden.
Häufig ist auch bei einer computergesteuerten Aufzeichnung die manuelle Dokumentation die eindeutigste und vollständigste Methode, sprachaudiometrische Ergebnisse ohne und mit Hörgerät festzuhalten, die unterschiedlichen Ergebnisse mit verschiedenen Hörgeräten im gleichen Audiogrammblatt zu verzeichnen oder die Ergebnisse in verschiedenen Einstellungen des gleichen Hörgerätes bzw. die Unterschiede zwischen einohriger und beidohriger Versorgung mit eindeutiger Beschriftung oder Legende zu versehen.

Symbole zur audiometrischen Befundkontrolle
Vielerlei Vorschläge für Symbole oder Piktogramme in Ton- und Sprachaudiometrie lassen sich finden. Vermutlich gibt es keinen Audiologen, der für alle Fälle, in denen ein Symbolvorschlag existiert, diesen auch benutzt. Daneben existieren auch audiometrische Untersuchungen und Ergebnisse, für die sich keine Symbole finden lassen. So gerne man um der Synopsis willen alle Befunde auf einem Blatt sähe, empfiehlt es sich doch um der Eindeutigkeit und Unterscheidung willen, Resultate verschiedener Untersuchungen separat zu verzeichnen.
Da Audiogramme in Gutachten stets weitergegeben werden und nicht erwartet werden kann, dass Außenstehende die Einträge im Vordruck ohne weiteres verstehen, sollte mit Erläuterungen nicht gespart werden.

Den Bedürfnissen von Gutachten angepasst, wurde an der HNO-Klinik des Universitätsklinikums Münster eine eigene Legende erstellt, die sich bewährt hat (Abb. 1):

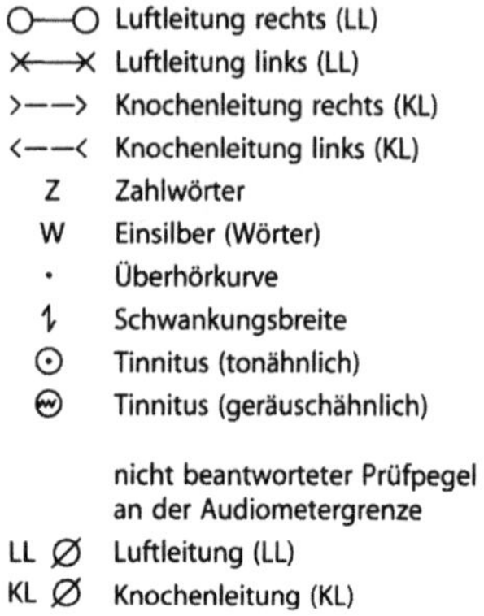

O—O	Luftleitung rechts (LL)
×—×	Luftleitung links (LL)
>——>	Knochenleitung rechts (KL)
<——<	Knochenleitung links (KL)
Z	Zahlwörter
W	Einsilber (Wörter)
·	Überhörkurve
↕	Schwankungsbreite
☉	Tinnitus (tonähnlich)
෴	Tinnitus (geräuschähnlich)
	nicht beantworteter Prüfpegel an der Audiometergrenze
LL ∅	Luftleitung (LL)
KL ∅	Knochenleitung (KL)

Abb. 1. Symbole zur audiometrischen Befundkontrolle.

Weiterführende Tipps
→ Überhören und Vertäuben, Probleme;
→ Aggravation einer Schwerhörigkeit; → Hörschwellenbestimmung.

Literatur
Kumpf, W. (1991) Überlegungen zur Dokumentation und Aufzeichnung audiometrischer Untersuchungsergebnisse. Laryngo-Rhino-Otologie 70:78–82

Ductus-thoracicus-Fistel

Ziel

Tipps zur Prophylaxe bzw. Behandlung einer Ductus-thoracicus-Fistel nach Neck dissection.

Problem

Auch bei langjähriger Erfahrung und operationstechnischer Routine speziell bzgl. der radikalen, aber auch der sog. konservativen Neck dissection kann man vor einer Chylusfistel nicht sicher sein (1–3%). Ihre Manifestation, gewöhnlich 2–3 Tage nach der Operation (s. u.), ist mehr ein Ärgernis als eine folgenschwere Komplikation. Druckverbände, Punktionen, fettarme Ernährung und Bettruhe fördern in aller Regel das spontane Versiegen der Chylorrhoe innerhalb von 2 Wochen.

Lösung und Alternativen

Für die Beherrschung einer persistierenden Fistel haben wir – von der gezielten sekundären und anatomisch diffizilen Ductus-thoracius-Ligatur abgesehen – zwei Ratschläge (s. u.):

Anatomie/Ätiologie

Neben den vielen Trunci lymphatici (jugulares, subclavii, broncho-mediastinales), die in die zervikalen Venenwinkel münden, hat vornehmlich der Ductus thoracicus für den HNO-Operateur Bedeutung, weil er in die Neck Dissektion-Nähe impliziert ist. Die Gefahr einer Verletzung entsteht aus seiner dünnwandigen Beschaffenheit, seiner anatomisch schwierigen Identifikation (Snow) und – vor allem – aus den vielfältigen topographischen Varianten dieses Lymphganges. Namentlich sein Einmündungsbogen zur V. jugularis interna und V. subclavia hin kann bis zum 5. Halswirbel hinaufreichen, seine Einmündung kann einfach bis fünffach sein, und bei etwa 4% aller Menschen begibt er sich nicht auf der linken, sondern auf der rechten Seite in den zervikalen Venenwinkel. Läsionsgefährdet ist der Ductus thoracicus besonders in jener Operationsphase, in der das präskalenische Fettgewebe von der Fascia colli profunda unter Zug abgelöst wird. Erkennt man dabei ein Lymphgefäß, so muss es sogleich ligiert werden.

Diagnose
Wegen der perioperativen Nahrungskarenz wird eine Chylorrhoe gewöhnlich erst am 2.–3. Tag nach dem Eingriff erkennbar: Unblutig durchnässter Erstverband, reizlose Wunddehiszenz, fettige Handschuhe (ungespaltene Fette). Der Lymphverlust kann beträchtlich sein, so dass nutritive Defizite entstehen.

Alternative Ratschläge
1. Wenn bei radikaler Neck dissection der M. sternocleidomastoideus geopfert werden muss, sollte man einen etwa 6 cm langen Muskelstumpf an seinem sterno-claviculären Ansatz erhalten und prophylaktisch auf die Region des möglicherweise lädierten Truncus-Einmündungsbogens aufsteppen.
2. Wenn eine Fistel über die 2. postoperative Woche persistiert, kann in einer zweiten Operation das Lymphgefäßleck – meistens vergeblich – gesucht und z. B. verklebt werden. Verlässlicher ist der Fistelverschluss durch Abdecken des ganzen Chylorrhoe-Areals mit einem freien Fettgewebe-Transplantat, welches man aus der submentalen Region gewinnt und mit einigen Nähten auf dem Periost der Clavicula und der tiefen Halsmuskulatur fixiert.

Literatur
Casler JD, Brietzke SE (1998) Repair of a High-Output Chylous Fistula With a Free Fat Graft. Laryngoscope 108:938–940

Greenfield J, Gottlieb MI (1956) Variations in the terminal portion of the human thoracic duct. Arch Surg 73:955–959

Lang J (1995) Erkrankungen des cervikalen Lymphsystems. In: Naumann HH, Helms J, Herberhold C, Kastenbauer E (Hrsg) Oto-Rhino-Laryngologie in Klinik und Praxis. Georg Thieme Verlag, Stuttgart New York, Band 3, S. 172–174

Pernis van PA (1949) Variations of the thoracic duct. Surgery 26:806–809

Pitcock J (1998) Traumatologie der Halsweichteile. In: Naumann HH, Helms J, Herberhold C, Jahrsdörfer RA, Kastenbauer ER, Panje WR, Tardy ME jr. (Hrsg) Kopf- und Halschirurgie in 3. Bänden. Georg Thieme Verlag, Stuttgart New York, Band 3, S. 459–475

Snow GB (1998) Chirurgie des zervikalen Lymphsystems. In: Naumann HH, Helms J, Herberhold C, Jahrsdörfer RA, Kastenbauer ER, Panje WR, Tardy ME jr. (Hrsg) Kopf- und Halschirurgie in 3. Bänden. Georg Thieme Verlag, Stuttgart New-York, Band 3, S. 42

Enauraler Zugang 1

Ziel
Exakte Repositionierung des tympanomeatalen Lappens nach erfolgter Ohroperation.

Problem
Wenn der tympanomeatale Lappen nach der Mittelohroperation nicht millimetergenau zurückgeklappt wird, kann es wegen ungenauer Reposition zu nachteiligen Fältelungen an der Gehörgangswand oder gar am hinteren unteren Trommelfellanteil kommen. Das geschieht am ehesten dann, wenn der knöcherne Trommelfellrahmen zur besseren Übersicht im Mittelohr reduziert werden mußte.

Lösung und Alternativen
Die beiden Longitudinalschnitte zur Bildung des tympanomeatalen Lappens werden an ihren Enden durch den zirkulären Schnitt so verbunden, dass zwei exakt geschnittene, fast rechtwinkelige Ecken entstehen. Diese wurden in den Otologenkreisen in Los Angeles auch als sog. House-Ecken (nach dem Otologen HP House) bezeichnet. In diese Ecken als „landmarks" kann der tympanomeatale Lappen beim Zurückklappen millimetergenau eingepasst werden.

Weiterführende Tipps
→ Otosklerose und Hammerkopffixation, Differenzierung;
→ Enauraler Zugang 2.

Enauraler Zugang 2

Ziel
Problemloser Verschluss und müheloses Fadenziehen nach enauraler Schnittführung.

Problem

Zur Erweiterung des äußeren Gehörgangs für die Tympanotomie bzw. Stapesplastik bevorzugen die meisten Operateure den bekannten Hautschnitt in der Incisura helicotragica (sog. Heermann-Schnitt). Manchmal ist das Vernähen dieses Schnittes am Schluss des Eingriffs recht mühsam, wenn man mit den 3–4 Nähten innen beginnt. Umgekehrt ist das Ziehen dieser Fäden zuweilen zeitraubender, wenn man mit dem äußersten Faden anfängt.

Lösung und Alternativen
Es ist leichter, den Gehörgangserweiterungsschnitt von außen nach innen zu vernähen. Das Fadenende der äußersten Naht bleibt so lang, dass sich durch Zug daran die Inzisionsränder aneinanderlegen und der Gehörgangseingang insgesamt ein wenig extrahiert wird (Abb. 1). Unter beständigem Fadenzug lassen sich die Nähte bis in den Gehörgangseingang hinein ohne Schwierigkeiten anbringen.

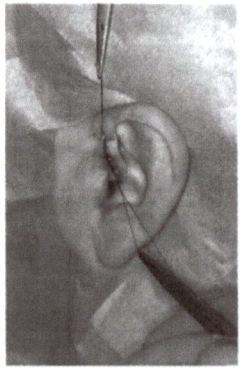

Abb. 1. Langer äußerer Faden (oben) zur „Extraktion" des äußeren Gehörgangs.

Der postoperativ belassene Zugfaden erleichtert auch das Fädenziehen, indem man unter Zug mit der Entfernung der innersten Naht beginnt.

Weiterführende Tipps
- → Otosklerose und Hammerkopffixation, Differenzierung;
- → Enauraler Zugang 1.

Endokarditisprophylaxe

Ziel
Vermeidung einer Endokarditis durch operationsbedingte Bakteriämie.

Problem

Kardiale Situation mit Endokarditis-Risiko
- *Hochrisikogruppe:*
  - alle Herzklappenprothesen
  - frühere bakterielle Endokarditis
  - komplexe kongenitale Vitien z. B. Fallot-Tetralogie, Gefäßtransposition (auch nach operativer Revision)
- *Risikogruppe:*
  - erworbene Klappenfehler
  - hypertrophe Kardiomyopathie
  - Mitralklappenprolaps mit Insuffizienz
  - die meisten anderen Vitien

Eine Endokarditisprophylaxe ist nicht erforderlich
- bei isoliertem Septum-secundum-Defekt, nach Operation von Vorhofseptumdefekt, Ventrikelseptumdefekt oder Ductus arteriosus Botalli
- bei Mitralklappenprolaps ohne Insuffizienz
- bei funktionellen Herzgeräuschen oder nach aortokoronaren Bypassoperationen
- nach Implantation eines Schrittmachers oder Defibrillators

Lösung und Alternativen
Antibiotikabehandlung zur Endokarditisprophylaxe bei operativen HNO-Eingriffen in Anlehnung an die aktuellen Empfehlungen der American Heart Association:

Indikationen zur Endokarditisprophylaxe
- Adenotomie
- Tonsillektomie
- Endoskopie mit starrem Rohr
- alle Eingriffe mit Verletzung der Schleimhaut des Aerodigestivtrakts
- Ohroperationen (ausgenommen Paukenröhrcheneinlage)

Antibiotika zur Endokarditisprophylaxe bei Eingriffen im HNO-Bereich
(Haupterreger: Streptococcus viridans)

Situation	Antibiotikum	Dosierung Erwachsene	Dosierung Kinder
Standard	Amoxicillin+ Clavulansäure (Augmentan®)	2,2 g i.v.	20 mg/kg KG i.v.
	Amoxicillin (Amoxicillin ratiopharm®)	2 g p.o.	50 mg/kg KG p.o.
Penicillin-Allergie	Clindamycin (Sobelin®)	600 mg p.o. oder i.v. (Kurzinfusion)	20 mg/kg KG p.o. oder i.v. (Kurzinfusion)

Literatur
Dajani AS, Taubert KA, Wilson W et. al. (1997) Prevention of Bacterial Endocarditis : Recommendations by the American Heart Association. Circulation 96:358–366

Loik HM (2000) Tips und Tricks für den Anästhesisten. Springer Verlag, Berlin Heidelberg New York Tokio, S. 30–34

Endonasale Nasennebenhöhlen-Operation

Ziel
Durchführung einer endonasalen endoskopischen Nasennebenhöhlen-Operation bei chronisch hyperplastischer Pansinusitis.

Problem

Das gesamte Nasennebenhöhlensystem liegt in enger Nachbarschaft zur Orbita, zur A. carotis und zur Schädelbasis. Besonders bei bereits voroperierten Nasennebenhöhlen oder bei akut entzündlichen Veränderungen kann es schwierig sein, die anatomischen „Landmarken" eindeutig zu identifizieren.

Lösung und Alternativen

Eine Grundvoraussetzung für eine NNH-Operation ist ein aktuelles hochauflösendes koronares NNH-CT, um anatomische Besonderheiten bereits präoperativ zu erkennen. Der wichtigste intraoperative Bezugspunkt bei der endonasalen endoskopischen NNH-OP ist die mittlere Muschel, deren mediales Blatt es sowohl aus funktionellen Aspekten als auch zur Orientierung für ggf. spätere Revisionsoperationen zu erhalten gilt.

Durch das Einbringen von vasokonstringierenden Substanzen (Otriven®-Spitztupfer), die Hochlagerung des Oberkörpers und die kontrollierte Hypotonie werden intraoperative Blutungen verringert und die Sicht des Operateurs somit verbessert.

Die Operation beginnt mit der Sondierung der Kieferhöhle (instrumentierende Schwester beobachtet das Auge), bevor die Bulla ethmoidalis eröffnet wird. Da die Bulla die obere Begrenzung des Infundibulums bildet, lässt sich so eine Orbitaverletzung vermeiden.

Der Saccus lacrimalis befindet sich ventral des natürlichen Kieferhöhlenostiums. Zur Vermeidung einer Tränenwegsverletzung sollte daher das natürliche Ostium des Sinus maxillaris möglichst nur nach dorsal und kaudal erweitert werden. Die Erweiterung nach dorsal darf jedoch nicht zu ausgedehnt vorgenommen werden, da es an der Stelle, wo die mediale und hintere Kieferhöhlenwand aufeinandertreffen, zur Verletzung der dort vertikal verlaufenden A. sphenopalatina kommen kann. Nach Eröffnung des unteren Siebbeinzellsystems wird dieses nach dorsal bis zur Keilbeinhöhle ausgeräumt. Die laterale Begrenzung des Siebbeins, die Lamina papyracea sive orbitalis, ist sehr dünn. Bestehen intraoperativ Zweifel, ob die Periorbita versehentlich freigelegt bzw. gar verletzt worden ist oder ob es sich bei dem sichtbaren Gewebe nur um Nebenhöhlenmukosa handelt, so hilft der *Bulbusdruckversuch nach Draf* (**CAVE: Bradykardie, also Anästhesisten vorwarnen: Periorbita und orbitales Fett bewegen sich beim Druck auf den Bulbus, Schleimhaut nicht**).

Ist man bis zur Keilbeinhöhle vorgedrungen und durchbricht die Keilbeinhöhlenvorderwand (immer medial kaudal), so findet man gelegentlich eine weiche, nicht durchsichtige Auskleidung. Falls es differentialdiagnostisch schwierig zu entscheiden ist, ob es sich um Schleimhaut, einen Hämatosinus nach Trauma oder um Dura handelt (**CAVE: besonders bei Kindern Existenz einer Enzephalozele**), besteht die Möglichkeit, mit einer 1 ml Spritze und dünner Kanüle eine Punktion vorzunehmen. Aspiriert man Luft, so kann die Wandung gefahrlos entfernt werden. In der Keilbeinhöhle werden nun der Carotis- und Opticuskanal sowie die Schädelbasis identifiziert.

Von dorsal nach ventral her wird dann die Schädelbasis unter Ausräumung des Siebeinzellsystems dargestellt. Hierbei sollten Zellsepten zur Vermeidung einer Schädelbasisverletzung möglichst nur mit der scharfschneidenden Siebbeinstanze abgetragen werden. Das Siebbeindach ist meist durch seine knochengelbliche Färbung gut zu erkennen und sehr schmerzempfindlich (Vorteil der Operation in Lokalanästhesie).

Eine quere zarte Knochenleiste am Siebbeindach, knapp hinter dem Recessus frontalis, ist der Kanal der A. ethmoidalis anterior, der besonders in seinem lateralen Anteil nicht verletzt werden darf, da ansonsten durch Retraktion des beschädigten Gefäßes eine intraorbitale Blutung auftreten kann (siehe „Retrobulbäres Hämatom"). Die Aa. ethmoidales zeigen zuverlässig die Höhe der Lamina cribrosa an.

Im Bereich der bogenförmigen Anheftung der mittleren Muschel am Agger nasi findet man das Infundibulum der Stirnhöhle. Die Erweiterung des Stirnhöhleninfundibulums muss stets nach ventral erfolgen, einmal, um die Schädelbasis nicht zu verletzen, zum anderen, um die Schleimhautauskleidung des neuen Schachtes in seiner hinteren Zirkumferenz zu erhalten. Sehr hilfreich ist hierbei die rückwärtsschneidende Ostium-frontale-Stanze.

Auf eine Nasentamponade mit paraffinhaltigen Salben sollte postoperativ unbedingt verzichtet werden, da diese Substanzen in der Lage sind, kosmetisch unschöne Lipogranulome der Augenlider und Cholesteringranulome der Orbita zu induzieren.

Kommt es postoperativ zu einer wässrigen Rhinorrhoe, so ist Liquor anhand des beta-2-Transferrinnachweises oder noch schneller und kostengünstiger durch Bestimmung der Prostaglandin-D-Synthase (Beta-trace) zu identifizieren.

Weiterführende Tipps
→ Retrobulbäres Hämatom.

Literatur
Bachmann G, Achtelik, Nekic M, Michel O (2000) Beta-trace Protein in der Diagnostik der Liquorfistel. HNO 48 (7):496–500

Dessi P, Castro F, Triglia JM, Zanaret M, Cannoni M (1994) Major complications of sinus surgery: a review of 1192 cases. J Laryngol Otol 108:212–215

Hosemann W (1996) Die endonasale Chirurgie der Nasennebenhöhlen – Konzept, Technik, Ergebnisse, Komplikationen, Revisionseingriffe. Europ Arch Otorhinolaryngol Suppl 1:155–269

May MH, Levine L, Mester SJ, Schaitkin B (1994) Complications of endoscopic sinus surgery: analyses of 2108 patients – Incidence and prevention. Laryngoscope 104:1080–1083

Rudert H, Maune S, Mahnke CG (1997) Komplikationen der endonasalen Chirurgie der Nasennebenhöhlen: Inzidenz und Strategien zu ihrer Vermeidung. Laryngo-Rhino-Otologie 76:200–215

Entlüftungsröhrchen

Ziel
Verhinderung eines Hautemphysems nach Kehlkopfteilresektion von außen ohne Präventivtracheotomie.

Problem

In der Regel kann eine vertikale Kehlkopfteilresektion (Chordektomie oder frontolaterale Teilresektion von außen) in Intubationsnarkose oder in LA ohne Präventivtracheotomie durchgeführt werden. Ein Problem stellt jedoch das durch postoperatives Husten entstehende Hautemphysem, ausgehend vom Operationsgebiet, dar, das bei Progredienz letztendlich doch zu einer Tracheotomie und damit zu einem zweiten Eingriff führt. Entlüftungsröhrchen, die einfach in die Wunde eingelegt und an der Haut mittels einer Naht fixiert werden, dislozieren sehr schnell und werden damit nutzlos.

Lösung und Alternativen

Durch einfache Änderung der Röhrchenbefestigung, nämlich am perilaryngealen Weichteilgewebe, gelingt es, ein Verrutschen vom Kehlkopf und damit die Entstehung eines Emphysems zuverlässig zu verhindern. Nach erfolgreicher Teilresektion und Verschluss des Schildknorpels wird ein ca. 10 cm langes, auf den obersten 3–4 cm halbiertes Silikonröhrchen von 6 mm Durchmesser mit der halbierten Seite auf den verschlossenen Kehlkopf gelegt. Ein monofiler, nicht resorbierbarer Faden (Prolene® 3×0) durchsticht die obere Lefze des Röhrchens und wird anschließend durch das Weichteilgewebe oberhalb des Kehlkopfes geführt. Ein Fadenende wird nun durch das Silikonröhrchen gefädelt und anschließend mit dem zweiten Ende fest am unteren Röhrchenende verknotet.

Mit einer Klemme wird das jetzt am oberen Kehlkopfrand mit der Naht fixierte Röhrchen durch eine kleine Stichinzision 1 bis 2 cm kaudal des eigentlichen Operationsschnittes nach außen geführt und bewirkt so zuverlässig die Entluftung des Operationsgebietes (Abb. 1). Zu achten ist auf ein ungehindertes Gleiten des Röhrchens in der Hautöffnung. Es darf hier nämlich nicht befestigt werden, um eine ausreichende Mobilität beim Schlucken und Husten zu ermöglichen. 2 Tage postoperativ

54 Entlüftungsröhrchen

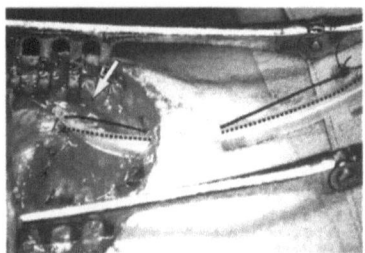

Abb. 1. Das an der Spitze angeschrägte Entlüftungsröhrchen zieht durch eine gesonderte Hautinzision bis vor den Kehlkopf. Es wird im Gewebe oberhalb des Schildknorpels mit einem Faden gehalten (Pfeil), von dem ein Ende innerhalb (gestrichelt), das andere außerhalb des Röhrchens nach außen verläuft.

kann das Röhrchen mit dem Durchschneiden des außenliegenden Knotens problemlos entfernt werden.

Literatur
Hüttenbrink KB (1991) Eine neue Entlüftungs-Technik für die Kehlkopf-Teilresektion. Laryngo-Rhino-Otologie 70:518–519

Epistaxis

Ziel
Suffiziente Behandlung eines Patienten mit Nasenbluten.

Problem
Die vielfältigen Ursachen der Epistaxis sollen hier nicht aufgeführt werden. Vordringlich geht es um die Blutstillung, die Ursachenerforschung steht an zweiter Stelle.

Lösung und Alternativen
Etwa 90% aller Patienten bluten aus dem Locus Kiesselbachii, einer arteriolenreichen Stelle am vorderen knorpeligen Septum. Lebensbedrohliche Blutverluste daraus sind nicht zu befürchten.
Der Patient muss aufrecht sitzen und den vorgebeugten Kopf über eine Nierenschale halten, damit kein Blut im Rachen unbemerkt hinunterfließt und der Arzt die Stärke der Blutung abschätzen kann. Wichtig ist die Beruhigung des verängstigten Patienten (den Hypertonikern z. B. erklären: „besser ein Aderlass aus der Nase als eine Blutung im Gehirn"). Oft genügt das Zusammendrücken der Nasenflügel für einige Minuten mit nachfolgender Salbenpflege des Naseninneren (z. B. Bepanthen-Nasensalbe®). Sonst kommen örtliche Maßnahmen am Locus Kiesselbachii in Betracht. In Oberflächenbetäubung (z. B. 4% Xylocain®) Ätzung (keine sog. blutstillende Watte wegen diffuser Schleimhautnekrotisierung!), Elektrokoagulation (auch Laser), Unterspritzen mit Novocain-Suprarenin u. a., aber das alles nicht beidseitig an korrespondierender Stelle (Gefahr der konsekutiven Septumperforation). Eine Eiskrawatte ist immer ratsam. Um neuen Blutungen vorzubeugen, empfiehlt sich die tägliche Applikation von Nasensalbe. Einer chronischen Obstipation ist beizeiten entgegenzuwirken.
Bei anhaltender oder stärkerer Blutung muss tamponiert werden. Namentlich für den Ungeübten, im Notarzteinsatz, zur Verhinderung von Blutaspiration beim Bewusstlosen und besonders bei lebensbedrohlichen Volumenverlusten (Mittelgesichtsfraktur) ist die Sofortapplikation einer beidseitigen pneumatischen Tamponade das Mittel der Wahl (Abb. 1). Die beiden Cuffs dieses Modells dichten die Choanen rachenwärts ab und obturieren zugleich bds. das Naseninnere. Nasen-

56 Epistaxis

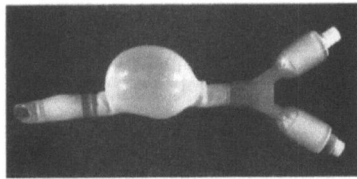

Abb. 1. Pneumatische Tamponade, wie sie häufig von Notärzten zur Erstversorgung bei schwerer Epistaxis besonders nach Trauma benutzt wird. Sie besitzt zwei getrennt aufblasbare Kammern, eine für das Cavum nasi und eine für den Choanalbereich.

septumnekrosen, besonders bei Wasserfüllung zur Kompressionserhöhung, müssen in diesen lebensbedrohlichen Situationen hingenommen werden. Eine sinnreiche schonendere Tubustamponade – wohl für weniger dramatische Umstände – ist der Epistaxis-Katheter „Epistat".

Vordere Nasentamponade

Für die Blutstillung durch anteriores Tamponieren sind vielerlei vorgefertigte Tamponadengebilde auf dem Markt (Notbehelf: Menstruationstampons, z. B. o.b. mini®). Eine perfekte Beschreibung und kritische Beurteilung wohl aller im internationalen Handel erhältlichen derartigen Fertigtamponaden und Platzhalter – vornehmlich für die postoperative Anwendung – haben kürzlich Weber et al. geliefert. Wir sind zur sicheren Blutstillung aus gutem Grund für den praktisch-klinischen Dienst bei der Verwendung von Baumwollstreifen, -Kompressen oder -Tupfern geblieben!

Ausführung: Schleimhautoberflächenanästhesie (z. B. 4% Xylocain®). Tamponiert wird immer beidseitig, weil der flexible Septumknorpel dem Druck zur freibleibenden Seite nachgeben würde. Die immer noch zitierte fortlaufende Tamponade mit gefettetem Gazestreifen ist obsolet, weil man das Durchrutschen des hinteren Tamponadenendes oder gar ganzer Tamponadenschlingen mit nichts verhindern kann (Würgereiz, verstärkter Blutandrang zum Kopf). Wir praktizieren von jeher die Schichttamponade, d. h. das Einbringen von bereitliegenden Mullpäckchen, hergestellt aus übereinandergefalteten Fingerbinden von 2 cm Breite und etwa Zigarettenlänge („Zigarettentamponade"). Die mit Aureomycin-Salbe durchfetteten Päckchen (Abb. 2) werden mit Spekulum und Kniepinzette Stück für Stück übereinander gepackt („Packing"), bis beide Nasenseiten fest ausgefüllt sind. Blutet es im hinteren Nasenbereich, so kann man längere Tamponadenpäckchen verwenden, die bis in den Epipharynx reichen. Dort kann man sie von retronasal, u. U. auch unter temporärer Zuhilfenahme eines Kugeltupfers, mit dem Finger in die Choane hineinpressen, um die Blutung so zu stoppen.

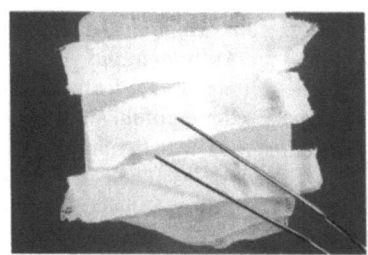

Abb. 2. Selbsthergestellte Aureomycin®-Salbenstreifen zur vorderen Nasentamponade.

Merke: Es empfiehlt sich, jeweils nach dem Einschieben eines solchen Tamponadenpäckchens zuerst das Spekulum und danach die Kniepinzette, etwas mit dem Finger gespreizt, herauszuziehen, wobei man mit der freien Hand die Nasenflügel ein wenig zusammendrückt. So verhindert man, dass das Tamponadenpäckchen an der Kniepinzette haften bleibt. Alle eingebrachten Schichten werden bds. an ihrem vorderen Ende mit einem Haltefaden durchstochen, der vor der Columella lose verknotet wird (Sicherung gegen Durchrutschen durch die Choane und u. U. Aspiration). Man achte darauf, dass der Haltefaden bei Pflaster-Fixierung auf dem Nasenrücken nicht dornwärts in die Nares einschneidet, da kosmetisch sehr störende Sekundärheilungen die Folge sein können (Abb. 3). Schließlich ist wichtig, die Anzahl der rechts und links gelegten Streifen zu vermerken, damit bei der Enttamponierung, üblicherweise nach 3 – 4 Tagen, nichts zurückbleibt. Eine antibiotische Sinusitis-Prophylaxe ist bei jeder Form der Nasentamponade obligat.

Hintere Tamponade (Bellocq-Tamponade)

Sie ist bis heute das sicherste und schonendste Verfahren bei anhaltender Blutung nach vergeblicher vorderer Tamponade oder bei stärkerer

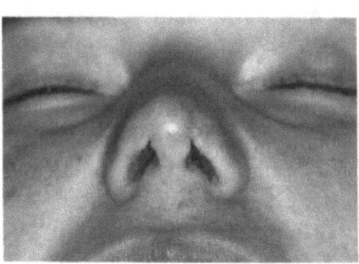

Abb. 3. Schlitzförmige Hautdefekte beidseits neben der Columella im Bereich des Nasendoms, die durch das Einschneiden von Tamponaden-Haltefäden entstanden sind.

Blutung aus größeren Gefäßen (z. B. der A. sphenopalatina). Das endoskopische Auffinden und gezielte Stillen einer so ergiebigen Blutungsquelle mittels Laser, Elektro- oder Argonplasmakoagulation wird zwar immer wieder empfohlen, ist aber unseres Erachtens reine Glückssache.
Ausführung: Der Patient muss intubiert, der Operateur geübt sein (s. o.). Durch jedes Nasenloch wird eine weiche Sonde (z. B. Silikonabsaugkatheter) vorgeschoben und aus dem Mund wieder herausgeleitet. An jedes Sondenende werden die Enden eines langen starken Zugfadens (z. B. Supramid®, darf als Naht- oder Unterbindungsmaterial beim Menschen nicht mehr verwendet werden) angebunden, die fest umschnürte Mullkompressen („Kugeltupfer") hinter sich herziehen. Diese Tamponadenbällchen – für jede Choane einzeln, in Größe und Form ungefähr dem Daumenendglied des Patienten entsprechend – werden durch Zug an den transnasal gelegten Sonden retrograd in den Nasenrachen plaziert. Wenn man sie vorher durchfeuchtet, werden sie verformbar und lassen sich mit Fingerhilfe in jede der beiden Choanen wie ein Pfropf einpressen. Somit kann der Bellocq-Tampon nicht auf der harten Vomerhinterkante reiten, wie dies bei der Verwendung einer einzelnen Bellocq-Tamponade und beidseitigem Fadendurchzug der Fall wäre. Unter gleichmäßigem Zug an den langen Supramidfäden müssen zusätzlich die Nasenhaupthöhlen durch eine vordere Tamponade (hier evtl. fortlaufend) ausgefüllt werden. Schließlich wird bds. über die beiden Enden des Zugfadens eine durchlöcherte Schaumstoffscheibe gefädelt, auf welcher die Gegentampons zu liegen kommen, über denen die Zugfäden stramm verknüpft werden.
Merke: Der Abpolsterung des Gegentampons zum Schutz vor Drucknekrosen (Abb. 4) an den Nasenlöchern gebührt größte Sorgfalt. Die seitengetrennte Choanaltamponade erlaubt eine tägliche kleine Drehung des Gegentampons vor dem Nasenloch zur Druckverteilung mit Applikation von antibiotischer Salbe.
CAVE: Rückholfäden, vom Bellocq-Tampon zum Mundwinkel herausgeleitet (wie vielfach abgebildet), sind unnötig und schädlich. Sie erzeugen Würgereiz, unterhalten Speichelfluss und können in die Mundwinkel einschneiden. Kurze Rückholfäden hinter dem Velum, eben sichtbar, genügen vollauf, um später eine sichere Entfernung der Tampons zu ermöglichen. Adipöse und alkoholkranke Patienten bedürfen bei tamponierter Nase dauernder Aufsicht, da im Schlaf die Gefahr einer Apnoe besteht.

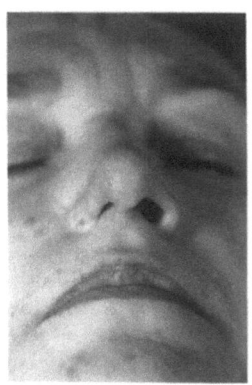

Abb. 4. Stenosierung des rechten Naseneingangs nach Drucknekrose im Rahmen einer Bellocq-Tamponade.

Gefäßunterbindungen

Schwerste Blutungen, z. B. nach Mittelgesichtsfrakturen, müssen u. U. durch Gefäßunterbindungen versorgt werden: Aa. ethmoidales via Killianschnitt, A. sphenopalatina endonasal mit Entfernung der medialen Kieferhöhlenwand, A. maxillaris transmaxillär mit Aufdeckung der Fossa pterygopalatina und A. carotis externa nach Präparierung der Halsgefäßscheide oberhalb des Abgangs der A. lingualis.

Angiographische Embolisation

In neuerer Zeit hat sich die angiographische Embolisation der die Nase versorgenden Gefäße als gute Methode herausgestellt, um rezidivierende Epistaxis und wiederholte Blutungen bei Morbus Osler zu beherrschen. Wichtig ist in diesem Zusammenhang wie auch vor einer Gefäßunterbindung, dass bei rezidivierender Blutung jeweils die Seite der Blutung vermerkt wird.

Literatur

Deitmer T, Schuierer G (1993) Angiographische Embolisation als Alternative zur Unterbindung der Arteria maxillaris beim Nasenbluten. Laryngo-Rhino-Otologie 72:379–382

Gehrking E, Weerda H (1995) Eine modifizierte Nasentamponade mit Schaumstoffschutz bei Epistaxis. Laryngo-Rhino-Otologie 74:463–464

Kastenbauer E (1995) Eingriffe beim Nasenbluten. Aus: Rhinologische Operationstechniken. In: Kopf- und Hals-Chirurgie Band 1:410–411, 437–442

Kramann B, Roth R, Schneider G, Uder M, Federspil P, Iro H (1998) Die perkutane Embolisationstherapie bei therapierefraktärer nicht-traumatischer Epistaxis. HNO 46:973–979

Rudert H, Maune S (1997) Die endonasale Koagulation der Arteria sphenopalatina bei schwerer posteriorer Epistaxis. Laryngo-Rhino-Otologie 76:77–82

Weber R, Hochapfel F, Leuwer R, Draf W (2000) Tamponaden und Platzhalter in der endonasalen Chirurgie. HNO 48:240–256

Werner JA (1999) Behandlungskonzept bei rezidivierender Epistaxis bei Patienten mit heriditären hämorrhagischen Teleangiektasien. HNO 47:525–527

Fahrtauglichkeit

Ziel

Beurteilung, ob ein Patient mit Störungen im Bereich des cochleo-vestibulären Systems geeignet ist, ein Fahrzeug zu führen.

Problem

Im Gegensatz zu einer obligaten Sehprüfung muss sich ein Führerscheinanwärter keiner HNO-ärztlichen Untersuchung bezüglich der auditorischen oder vestibulären Funktion unterziehen. Dennoch muss der HNO-Arzt nicht selten eine Stellungnahme zur Fahrtauglichkeit eines Patienten mit cochleo-vestibulären Symptomen abgeben.

Lösung und Alternativen

Schwerhörigkeit und Gehörlosigkeit gelten heute nicht mehr als Mängel, die generell für das Führen von Kraftfahrzeugen ungeeignet machen. Den Durchbruch erbrachte ein Urteil des OVG Münster vom 22.6.1954, das einem Taubstummen den Führerschein Klasse 3 beließ. Im allgemeinen bestehen daher keine Bedenken, bei einem Schwerhörigen, Gehörlosen oder Stummen (z. B. laryngektomierter Patient ohne ausreichende Ersatzsprache) die Erteilung der Fahrerlaubnis für die Klasse 1, 3, 4 und 5 zu befürworten.

Ausgenommen ist jedoch das Führen von Kraftfahrzeugen zur Fahrgastbeförderung (Taxi, Omnibus) gemäß der Fahrerlaubnis-Verordnung (Bundesgesetzblatt, S. 2214). Ob der Anwärter in dieser speziellen Situation mit oder ohne Hörgeräte ein ausreichendes Hörvermögen erreicht, muss ganz individuell entschieden werden.

Bei Berufskraftfahrern (Klasse 2) gilt, laut einem Gutachten für das Bundesverkehrsministerium, dass ein Gehörloser oder hochgradig Schwerhöriger geeignet ist, den Führerschein der Klasse 2 zu erlangen, wenn er eine dreijährige Bewährung mit einem Führerschein der Klasse 3 nachweisen kann. Es bleibt jedoch anzumerken, dass wegen der möglichen Gefährdung anderer (z. B. beim Rangieren oder Be- und Entladen) die Fahrtauglichkeit einem Berufskraftfahrer mit schwerwiegenden Hörstörungen und/oder Schwindelbeschwerden nur in Ausnahmefällen zugestanden werden sollte.

Eine Menière-Krankheit mit gehäuften Anfällen macht wie jedes andere Anfallsleiden zum Führen eines Fahrzeuges ungeeignet, ebenso eine noch nicht kompensierte akute Labyrinthläsion. Die Gewöhnung an ein Funktionsdefizit muss jedoch bei der Beurteilung in Betracht gezogen werden. Eine Person mit angeborenem beidseitigem Vestibularisausfall mag durchaus in der Lage sein, ein Fahrzeug zu führen, während eine ältere Person bei schlechterem Kompensationsvermögen z. B. aufgrund des Dandy-Phänomens (Oszillopsien auf unebenen Straßen) durchaus fahruntüchtig sein kann.

Ein Arzt kann trotz seiner grundsätzlichen Schweigepflicht nach den Grundsätzen über die Abwägung widerstreitender Pflichten oder Interessen berechtigt sein, die Verkehrsbehörde zu benachrichtigen, wenn sein Patient trotz mehrmaliger Aufklärung über die Risiken mit einem Kraftwagen am Straßenverkehr teilnimmt, obwohl er wegen seiner Erkrankung nicht mehr fähig ist, ein Kraftfahrzeug zu führen, ohne sich und andere zu gefährden (Urteil des BGH vom 8.10.1968 [VI ZR 168/67]).

Eine Meldepflicht, wie z. B. bei Seuchen oder Berufskrankheiten, besteht jedoch nicht.

Literatur

Feldmann H (1997) Das Gutachten des Hals-Nasen-Ohren-Arztes. Georg Thieme Verlag, Stuttgart New York, 4. Aufl. 257–260

Kurz D (1980) Grenzen der ärztlichen Verschwiegenheitspflicht. In: Grote W, Bock WJ (Hrsg) Führerschein bei Hirnerkrankungen und Schädel-Hirn-Trauma. Georg Thieme Verlag, Stuttgart New York

Maas F (1980) Anzeigerecht – Anzeigepflicht. In Grote W, Bock WJ (Hrsg): Führerschein bei Hirnerkrankungen und Schädel-Hirn-Trauma. Georg Thieme Verlag, Stuttgart New York

Fazialislähmung

Ziel

Den HNO-Arzt beschäftigt in aller Regel nur die periphere Lähmung des Gesichtsnervs, und zwar als idiopathische (Bellsche), traumatische (laterobasale Fraktur) und tumoröse (Parotis-Malignom, sehr selten auch ein Neurinom) Form. Lähmungen durch umgebende entzündliche, systemische Erkrankungen sind Raritäten, so z. B. bei M. Boeck der Gl. parotis (Heerfordt-Syndrom).
Der Ermittelung der Läsionsstelle (Höhenbestimmung) des gelähmten Nervs soll die Topodiagnostik dienen.

Problem

Allein die Literatur über die Fazialistopodiagnostik ist fast unübersehbar, ganz im Gegensatz zu den bescheidenen prognostischen und therapeutischen Konsequenzen ihrer Ergebnisse.

Lösung und Alternativen

Folgende diagnostischen Methoden sind bekannt und werden anhand ihrer Aussagekraft beurteilt:
- *Schirmer-Test:* Seitenvergleich der Lacrimation (N. petrosus major), sehr artefaktanfällig.
- *Stapediusreflexschwellenbestimmung:* Im Rahmen der Impedanzmessung leicht ermittelbar; erhaltener Reflex soll für eine gute Prognose sprechen.
- *Prüfung der Chorda tympani:* Da prognostisch ohne Aussagekraft, kann man sich mit der Prüfung der Galvanosensibilität im vorderen Zungendrittel begnügen, und zwar am einfachsten mit einer 9-Volt-Blockbatterie (Abb. 1) statt eines teuren Elgustometers.

Zur Beurteilung der Prognose oder ggf. der Operationsindikation bei peripherer Facialislähmung (dabei ist bekanntlich auch die Stirn gelähmt) dienen in erster Linie elektrodiagnostische Verfahren. Mit ihnen kann unterschieden werden, ob es sich um einen bloßen Leitungsblock (Neurapraxie) mit besten Aussichten auf Restitutio ad integrum handelt oder aber um eine evtl. operationsbedürftige Nervdegeneration (Axonotmesis, Neurotmesis) mit der Aussicht auf langwierige Regene-

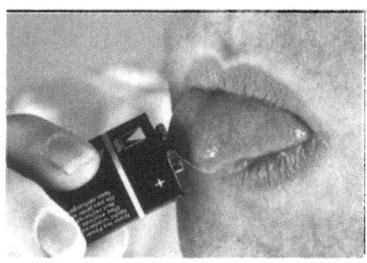

Abb. 1. Testung der Galvanosensibilität im vorderen Zungendrittel mittels einer 9-Volt-Blockbatterie zur Funktionsprüfung der Chorda tympani.

ration, zumeist als Defektheilung (bleibende mimische Asymmetrie, Mitbewegungen, Spasmen u. a.).

- *Elektroneuronographie (Elektroneurographie, Neuromyographie):* Teurer apparativer Aufwand. Fehleranfällig wegen Elektrodenartefakten und falsch positiven Ergebnissen im Seitenvergleich der Summenaktionspotentiale. Wie auch von Sittel et. al. beschrieben, haben auch wir in größerer Zahl an gesundem Klinikpersonal hochpathologische Seitendifferenzen gemessen.
- *Elektromyographie (EMG):* Degenerationspotentiale nicht vor der 3. Lähmungswoche; ein stummes EMG braucht gar nichts zu bedeuten. Das EMG ist aber unerlässlich beim Phänomen des „scheinbar toten Nervs" (s. u.).
- *Magnetstimulation:* Im Zusammenhang mit peripheren Lähmungen bisher über das experimentelle Stadium kaum hinausgekommen; Ausbildung der Summenaktionspotentiale im Seitenvergleich ebenso unzuverlässig wie die Messung der Latenzen und Amplituden; teurer apparativer Aufwand.
- *NET (Nerverregbarkeitstest, Nerve-excitability-Test):* Von den verschiedenen elektrodiagnostischen Verfahren war und ist der NET die einfachste und aussagekräftigste Methode (s. o.). Alle anderen Verfahren können diesen Test bis heute nicht ersetzen.

Nerverregbarkeitstest

Geeignete Elektroreizgeräte sind von mehreren Herstellern in verschiedensten Preislagen und Abmessungen auf den Markt gebracht worden. Aber sogar das althergebrachte, bei niedergelassenen Neurologen noch verbreitete Gerät, das Neuroton der Fa. Siemens (inzwischen nicht mehr hergestellt), ist in seiner einfachsten Ausführung (Modell 621) für den Nerverregbarkeitstest bis heute uneingeschränkt brauchbar.

Wir verwenden z. Z. das Gerät Phyaction 782 der Fa. Uniphy. Der NET prüft die indirekte elektrische Erregbarkeit des Nervs (Leitfähigkeit für elektrischen Reiz). Weil auch ein völlig durchtrennter Nerv (z. B. nach Felsenbeinfraktur) in seinem peripheren Stumpf noch tagelang elektrisch leitfähig bleibt, brauchen die täglichen NET-Verlaufskontrollen erst am 2. – 3. Lähmungstag zu beginnen.

Der NET wird in der Neurologie noch durch die Auslösung des Blink (Blinzel)-Reflexes erweitert; über die periphere Fazialislähmung hinaus sind damit via N. trigeminus-Afferenzen Aussagen auch zur Stammhirnfunktion möglich. Zusätzliche Informationen zur Diagnose einer peripheren Fazialislähmung ergeben sich daraus nicht.

Der NET wird folgendermaßen durchgeführt: Entfetten der präaurikulären Haut mit Wundbenzin und Bestreichen mit einem Elektrodengel. Rechteckimpulse von 25 ms Dauer einstellen. Mit monopolarer indirekter Reiztechnik (Indifferenz-Elektrode am Handgelenk derselben Seite) Aufsuchen des optimalen Reizpunktes (Zuckungen in allen Verzweigungsgebieten) meistens etwas vor dem Ohrläppchen, nicht über dem Foramen stylomastoideum (Abb. 2). Man beginnt auf der gesunden Seite mit Intensitäten ab 1 mA. An identischer Stelle auf der gelähmten Seite ist sodann die für eine Zuckungsauslösung erforderliche Stromstärke zu bestimmen. **CAVE: Täuschung durch Massetererreizung, Zähne deswegen aufeinanderbeißen lassen.**

Diagnostischen Wert hat nur der Seitenvergleich bei identischer Impulscharakteristik. Den kritischen Grenzwert hat man bei 3,5 mA Sei-

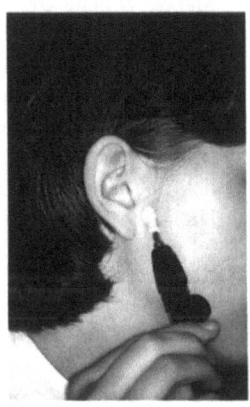

Abb. 2. Optimaler Reizpunkt des N. facialis beim NET-Test etwas vor dem Ohrläppchen.

tenunterschied festgelegt. Rapider Anstieg des Seitenunterschieds oder Erlöschen der Erregbarkeit (evtl. mit träger Zuckung) am Folgetag bezeichnet die Degeneration des Nervs und die Operationsindikation bei traumatischer Lähmung.

Erhaltenbleiben der indirekten Erregbarkeit mit weniger als 3,5 mA Seitendifferenz auch in der 2. Woche, dazu blitzartige Zuckungen kennzeichnen den harmlosen Leitungsblock (Neurapraxie) und garantieren praktisch die Rückkehr der isolierten Willkürmotorik innerhalb von einigen Tagen oder mehreren Wochen. Die Übererregbarkeit der gelähmten Seite spricht für eine schnellere Heilung.

Merke: Bei traumatischen Lähmungen hat die alte Regel ausgedient, Sofortlähmungen immer operativ, Spätlähmungen immer konservativ zu behandeln.

Bei idiopathischer (Bellscher) Lähmung hat der NET zur Zeit keine operativen Konsequenzen mehr im Sinne der Frühdekompression.

Das Erhaltenbleiben der indirekten Erregbarkeit über die 2. Woche hinaus ist aber ein beglückendes, tröstliches Untersuchungsergebnis für den Betroffenen.

CAVE: In der Heilungsphase einer idiopathischen und auch einer traumatischen Lähmung kann es zum Phänomen des „scheinbar toten Nervs" kommen, d. h. aus bisher unbekanntem Grund kann die indirekte elektrische Erregbarkeit für viele Tage erlöschen, obwohl elektromyographisch oder womöglich schon motorisch sichtbar muskuläre Willküraktivität zu verzeichnen ist. In solchen Fällen ist die Elektromyographie (EMG) unverzichtbar.

Merke: Welche Ursachen und welche Therapie bei akuter Fazialislähmung auch immer in Betracht kommen mögen, von Anfang an ist die Prophylaxe einer Hornhautschädigung durch Austrocknen (Keratitis e lagophthalmo) obligatorisch. Dafür eignen sich glasklare Augengele (z. B. Actovegin 800 Augengel®) für den Tag und Salben (z. B. Bepanthen-Augensalbe®) für die Nacht. Am sichersten, namentlich bei senilem Ektropium, schützt ein Uhrglasverband (Pro-ophta, Nr. 34229, Fa. Lohmann).

Weiterführende Tipps
→ Infusionstherapie.

Literatur

Aoyagi M, Kohsyu H, Inamura H, Tada Y, Takahashin N, Tojima H (1997) Early prognostic diagnosis for patients with Bell's palsy using transcranial magnetic stimulation. 8. Internationales Symposium N. Facialis. Abstract Band 59

Conrad B, Bischoff CH (1998) Das EMG-Buch. Georg Thieme Verlag, Stuttgart New York, S. 276

Dumitru D (1995) Electrodiagnostic Medicine. Mosby, St. Louis, p. 713

Esslen E (1973) Electrodiagnosis of facial palsy. In: Miehlke A (Hrsg) Surgery of the facial nerve. Urban & Schwarzenberg, München, p. 43-51

Fisch U (1980) Maximal nerve excitability testing vs electroneurography, Arch Otolaryngol 106:352-357

Glocker FX, Seifert C, Lucking CH (1999) Facial palsy in Heerfordt's syndrome: electrophysiological localization of the lesion.. Muscle Nerve 22 (9):1279-1282

Laskawi R (1994) Neurophysiologische Diagnostik des Nervus facialis. HNO-Leitlinien, Band 17, S. I-VIII

Miehlke A (1973) Surgery of the facial nerve. Urban & Schwarzenberg, München

Nessel E (1975) Apropos ohrenärztliche Diagnostik am Nervus facialis unter besonderer Berücksichtigung der Bellschen Lähmung. HNO 23:317-318

Nessel E (1975) Facialislähmung: Fehlende elektrische Nerverregbarkeit trotz physiologischer Nervfunktion. HNO 23:117-120

Seddon HJ (1943) Three types of nerve injury. Brain 66:238-288

Sittel C, Guntinas-Lichius O, Stennert E (1997) Zur zeitlichen Konstanz der Nervenleitfähigkeit des N. facialis beim Gesunden. Vortrag auf der 68. Jahresversammlung der Deutschen Gesellschaft für Hals-, Nasen- und Ohrenheilkunde, Kopf- und Halschirurgie

Sittel C, Guntinas-Lichius O, Streppel M, Stennert E (1998) Variability of repeated facial nerve electroneurography in healthy subjects. Laryngoscope 108:1177-1180

Stennert E (1981) Pathomechanismus in cell metabolism: a key to treatment of Bell's palsy. Ann Otol 90:577-580

Stennert E (1944) Fazialisdagnostik. In: Naumann et al. (Hrsg) Oto-Rhino-Laryngologie in Klinik und Praxis. Georg Thieme Verlag, Stuttgart New York, S. 470-486

Streppel M, Guntinas-Lichius O (1988) Topo- und Elektrodiagnostik des N. facialis einschl. Magnetstimulation, HNO-Grundlinien, Wegweiser für die Hals-, Nasen-Ohrenheilkunde, Band 1

Fistelsymptom

Ziel

Risikofreier präoperativer Nachweis einer Labyrinthfistel.

Problem

Zur Routineuntersuchung eines cholesteatomverdächtigen Ohres gehört die althergebrachte Prüfung des Fistelsymptoms. Die stereotype Anweisung lautet in allen alten und neuen Lehrbüchern (mit Ausnahme von Hüttenbrink) etwa so: Gehörgang mit durchbohrter Olive und aufgesetztem Politzer-Ballon luftdicht verschließen. Eine Bogengangsfistel ist wahrscheinlich, wenn durch Kompression des Ballons Schwindel und Nystagmus zur kranken Seite, durch Aspiration ein Nystagmus zur anderen Seite ausgelöst werden. Ein solches Manöver, von kräftiger Hand ausgeführt, kann eine noch erhaltene Bindegewebebedeckung einer Bogengangsfistel zerreißen und eine bakterielle Invasion des nun offenen Perilymphraumes induzieren. Diese Art der „Fistelprobe" sollte niemals als erstes angewendet werden. Der Autor hat keinen Fall von Labyrinthfistel gesehen, bei dem nicht schon der Druck auf den Tragus genügte, um den kennzeichnenden Schwindel auszulösen. Andererseits war der Autor Zeuge eines entsetzlichen Zwischenfalls bei der klassischen Ausführung der Fistelprobe: Die junge Patientin stürzte auf Druck mit dem Politzer-Ballon „wie vom Blitz getroffen" zu Boden und erwachte nach tagelangem Koma mit bleibenden schweren Hirnschäden. Bei der zwischenzeitlich erfolgten Ohrradikaloperation fand man intakte Bogengangsverhältnisse, jedoch einen großen Einriss einer vom Cholesteatom freigelegten granulierenden Durapartie als Eintrittsstelle für das verheerende Pneumenzephalon.

Lösung und Alternativen

Zum Nachweis einer Labyrinthfistel genügt wohl immer der Druck auf den Tragus. Will man auch die quasi pathognomonische Nystagmusumkehr darstellen, so benutze man den kleinen Ballon des pneumatischen Trichters nach Siegle, sei es mit dem dazugehörigen Lupentrichter oder sei es mit einer durchbohrten Politzer-Olive.

Ein falsch negatives Ergebnis erhält man, wenn eine Labyrinthitis im Gefolge einer Bogengangsfistel zu einem Ausfall des Vestibularorgans geführt hat und somit durch Druckerhöhung im Gehörgang aufgrund der Sinneszellschädigung keine vestibuläre Erregung und damit auch kein Schwindel mehr ausgelöst werden können.

Weiterführende Tipps
→ Positionsaudiometrie.

Literatur
Hüttenbrink K (Hrsg.) unter Mitarbeit von Deitmer Th (1993) Manual der Untersuchungsmethoden/Hals-Nasen-Ohrenheilkunde, Biermann-Verlag, Zülpich, S. 68

Fistelverschluss nach Stimmprothesenentfernung

Ziel
Verschluss einer nach Stimmprothesenentfernung fortbestehenden tracheo-ösophagealen Fistel.

Problem

Ist es wegen rezidivierender paraprothetischer Fistelungen bzw. wiederholter Infektionen notwendig, die Stimmprothese endgültig zu entfernen, oder wünscht der Patient dieses wegen der zwischenzeitlich ausreichend erlernten Ösophagus-Ersatzstimme, so reicht es in der Regel nicht aus, die stomale Öffnung einfach zu vernähen. Da es nämlich nach längerer Liegedauer in der Regel zu einer Epithelisierung des „Stimmprothesenkanals" kommt, ist nach einfachem Zunähen die Gefahr einer erneuten Fistelung und damit eines weiteren Eingriffs besonders groß.

Lösung und Alternativen

Nach Entfernung der Stimmprothese erfolgen zuerst die Einlage einer Nährsonde und einer geblockten Trachealkanüle (Aspirationsschutz), die für 5–7 Tage belassen werden. Die wichtigste Maßnahme im Rahmen der Behandlung der iatrogenen Stimmprothesen-Fistel ist, wie auch bei anlagebedingten Fistelgängen, dass das die Fistel auskleidende Epithel vollständig entfernt wird. Nach Beseitigung des Epithels verbleibt meist ein Defekt, der nicht ohne weiteres spannungsfrei adaptiert werden kann, ohne z.B. das Stoma stark einzuengen.

Es ist vielmehr notwendig, von einer 1,5 cm suprastomal gelegenen Hautinzision aus in die Schicht zwischen Tacheahinterwand und Hypopharynxschlauch zu gelangen. Dort werden die bindegewebige Brücke zwischen Trachea und Hypopharynx 1–1,5 cm um die Fistel herum durchtrennt und der Defekt in der Hypopharynxwand übernäht und in gleicher Weise mit dem Tracheawanddefekt verfahren. Anschließend werden durch Mobilisierung der Trachea beide Schichten kulissenartig gegeneinander verschoben und ggf. noch Gewebe vom M. sternocleidomastoideus oder ein Spalthauttransplantat vom Oberschenkel (2×3 cm) oder aus einer Hautfalte des Halses interponiert. Abschließend wird das so verschobene Gewebe in dieser Position mittels zweier tiefgreifender Nähte fixiert. Mit dieser Maßnahme ist der Defekt in der Regel verschlossen, und eine erneute Fistelung ist nicht zu erwarten. Weiterführende Maßnahmen wie z. B. die von Deleare et al. beschriebene Implantation eines gefäßanastomosierten gedoppelten Radialislappens ist nur speziellen Fällen von immer wiederkehrenden Fistelungen vorbehalten.

Literatur

Annyas AA, Escajadillo JR (1984) Closure of tracheoesophageal fistulas after removal of the voice prosthesis. Laryngoscope 94:1244–1245

Bessede JP, Bories F, Enaux M, Orsel S, Sauvage JP (1995) Closure of esophagotracheal fistula after phonation implants. Technique and results of tracheal ascension. Ann Otolaryngol Chir Cervicofac 112:353–355

Brasnu D, Pages JC, Laccourreye O, Jouffre V, Monfrais Pfauwadel MC, Crevier Buchman L (1994) Results of the treatment of spontaneous widening of tracheo-esophageal punctures after laryngeal implant. Ann Otolaryngol Chir Cervicofac 111:456–460

Delaere PR, Delsupehe KG (1994) Closure of persistent tracheoesophageal fistulas after removal of the voice prosthesis. Laryngoscope 104:494–496

Foetor ex ore

Ziel
Versuch der Ursachenerforschung und möglichen kausalen Therapie eines „schlechten Atems".

Problem

Für üblen Mundgeruch (Halitosis) gibt es zahllose erwiesene oder denkbare Ursachen (s. u.), für seine Beseitigung oder Minderung hingegen hat man nur eingeschränkte Erfolgsaussichten. Mediziner setzen sich bei anderen über diese Unwichtigkeit leicht hinweg, bei sich selbst nehmen sie es u. U. nicht wahr oder halten es für fraglich. Obwohl also Stiefkind ärztlicher Forschung, kann der üble Mundgeruch für viele Betroffene aber ein Gespenst in zwischenmenschlichen Beziehungen sein und schwerer wiegen als eine Krankheit, von der befreit zu sein sie alles tun würden. Der Autor kennt nur einen, allerdings belletristisch verbürgten Fall, in dem Foetor ex ore für den Betroffenen von Nutzen war: In seinem Roman „Clochemerle" beschreibt Gabriel Chevallier den weithin gefürchteten Mundgeruch des Sekretärs der Bürgermeisterei. Als Vermittler in schwierigen Verhandlungen war er unentbehrlich. „Sowie er den Mund auftat, stimmte man ihm zu .... und sogleich gaben die Gesprächspartner, um ihm den Mund zu schließen, ihre Zustimmung."

Lösung und Alternativen
Zähne

Nach der Überzeugung der Zahnärzte ist die Quelle der Halitosis meistens der Mund selber. In einer soeben erschienenen Übersichtsarbeit (Seemann) mit vielen zahnärztlichen Literaturhinweisen beziffert der Autor nach den Erkenntnissen aus seiner Halitosis-Sprechstunde die durch Zahnerkrankungen Betroffenen auf 85% aller Halitosis-Patienten: Fäulnisprozesse im Mund (meistens gramnegative Anaerobier), eitrig-blutige Zahnfleischtaschen, generalisierte Alveolarpyorrhöe, retinierte Molaren. Gleichwohl ist eine vernachlässigte Zahn-Mundhygiene nicht zwangsläufig mit Fötor verbunden. Karies erzeugt keinen üblen Mundgeruch. Die Therapie all' dessen ist Sache der Zahnärzte. Mundspüllösungen sind temporär wirksame Adjuvantien. Das vielversprechende Chlorophyll als Dragees oder Tropfen (z. B. Chlorophyll liquid „Schuh") ist aus der Mode gekommen.

Tonsillen
Aus der Sicht unseres Fachs ist die chronische Tonsillitis am ehesten Quelle des Mundfötors, also der Befund, der durch zumeist kleine, fixierte Gaumenmandeln mit trübflüssigem Exprimat gekennzeichnet ist. Das aber gilt nicht für hyperplastische, auch zerklüftete Tonsillen mit sichtbaren, ausdrückbaren (physiologischen) Detrituspfröpfen, welche erst dann etwas käsig riechen, wenn man sie zerreibt. Der Fötor bei Plaut-Vincent-Angina braucht nicht näher besprochen zu werden. Dessen Ursache, das nekrotische Tonsillengeschwür, ist auf den ersten Blick erkannt.
Therapie: Tonsillektomie bzw. konservative Behandlung bei der Angina Plaut-Vincenti. (Bedingt kommen auch eitrige NNH-Entzündungen sowiemorgendliche Rachenaustrocknung bei Schnarchern als Fötorquelle in Frage.)

Gastrointestinaltrakt
Viel zu oft kommt es bei üblem Mundgeruch, eigentlich in aller Regel unbegründet, zu einem Rückschluss auf eine Ösophagus-Magenerkrankung. Gastritiden oder Dyspepsien machen keinen Fötor. Bezeichnenderweise sind Rülpser geruchlos. Hier aber ist eine ganz andere Genese des üblen Mundgeruchs in Betracht zu ziehen: Bei manchen Menschen gelangen flüchtige aromatische Stoffe und Zersetzungsprodukte von Lipoproteinen aus dem Darm über den Ductus thoracicus in den Lungenkreislauf und werden als Fötor exhaliert. (Desgleichen findet übrigens beim Fötor Alkoholisierter statt). Meistens liegen dabei durch bakterielle oder durch Pilzbesiedlung verursachte Abbaustörungen der Nahrung vor. In Kenntnis dieser Genese braucht man sich nicht zu wundern, dass sogar Säuglinge oder Kleinkinder mit zahnlosen und ganz glatten oralen Verhältnissen sehr unangenehm aus dem Mund riechen können.
Therapieversuche: Antimykotika per os (manchmal in wenigen Tagen erfolgreich). Diätetisch kann fettfreie oder extrem fettarme Kost für etwa 2 Wochen einen anhaltend günstigen Effekt haben. Auch begrenzter, eiweißarmer Diät wird Entsprechendes nachgesagt. (Der Mundgeruch bei Liebhabern von Tabak, rohen Zwiebeln oder Knoblauch ist der unvermeidliche Preis für solche Genüsse).

Atemgeruch als Differentialdiagnostikum

In der Differenzierung der vielen Arten von Halitosis müssen die alten Ärzte wahre Meister gewesen sein, wenn allein schon ihr Geruchssinn zur Diagnose führte. Davon einiges in Erinnerung zu rufen, verlangt der kollegiale Respekt.

- Coma diabeticum: süßlicher Obstgeruch; Aceton
- Coma uraemicum: urinös, fischig
- Hepatitis: Rettich
- Coma hepaticum: Raubtierkäfig
- Lungentuberkulose: besonders säuerlich
- Lungengangrän: widerlich aashaft (im Gegensatz zu Bronchiektasen und dem gleichfalls geruchlosen Lungenabszess)
- Odontogene Kieferhöhlenentzündung: fauliges Blumenwasser
- Zyankalivergiftung: Bittermandel
- Phosphorvergiftung: Knoblauch
- Diphtherie: charakteristisch süßlich-faulig u. v. a.

Literatur

Lutz W (1969) Foetor ex ore. Praxis-Kurier 42, S. 19
Meyer zu Schwabedissen, O (1970) Übler Mundgeruch. Landarzt 46:368, desgl. 46:1030
Real-Lexikon der Medizin (1969) Fötor. Urban & Schwarzenberg, München Berlin Wien, 3:F 150
Seemann, R. (2000). Alles über Halitosis – Wenn der Atem stinkt. Zahnmedizin, 5:38, desgl. 6:40
Witzgall H (1970): Mundgeruch. Selecta, 25:S. 2264

Freysches Syndrom

Ziel
Einfache und effektive Behandlung dieser häufigsten Komplikation (20%) nach Parotidektomie.

Problem

Wochen bis Monate nach der Operation kommt es Sekunden bis Minuten nach einer Mahlzeit zu einer Schweißabsonderung und ggf. Hautrötung in der Regio parotidea. Dies ist für den Patienten z. T. sehr unangenehm, da es zur Make-up-Verschmierung, Durchnässung des Hemdkragens sowie zur Bildung einer Salzkruste auf der Haut und in den angrenzenden Haaren kommen kann. Chirurgische Maßnahmen (Exzision der betroffenen Haut, Unterfütterung der Haut mit Faszia lata, Durchtrennung des N. glossopharyngeus, Resektion des N. auriculotemporalis, Resektion des Plexus tympanicus) erfordern eine Revisionsoperation ohne sichere Erfolgsaussichten und sind schon deshalb nicht ratsam. Eine Röntgenbestrahlung ist aufgrund der möglichen Spätfolgen ebenso abzulehnen wie die systemische Anwendung von Anticholinergika wegen ihrer Nebenwirkungen.

Lösung und Alternativen

Den lokalen medikamentösen Maßnahmen ist ob des geringen Aufwandes und der geringen Nebenwirkungen hier eindeutig der Vorzug zu geben. Während das Aufbringen von 3% Scopolaminsalbe und 0,5–2% Glykopyroniumbromidlösung mit einer Woche eher als kurzwirksam eingestuft werden kann, hält der Effekt eines wässrigen Aluminiumchloridgels 2–4 Wochen an.

Rezeptur Aluminiumhydroxid Gel
- Aluminiumchloridlösung 15%
- in Methyl-Cellulose-Schleim 2%
- Tylose MH 300 1,0 g
- $AlCl_3 \times 6H_2O$ 7,5 g
- Aqua dest. ad. 50,0 g

Gute Ergebnisse wurden darüber hinaus in den letzten Jahren mit der Botulinus-Toxin-Therapie erzielt. Hierbei wird zuerst der Jod-Stärke-Test nach Minor durchgeführt. Dazu wird die betroffene Gesichtsregion zuerst mit Jodlösung bestrichen und anschließend mit Stärke bepudert.

Rezeptur Jodlösung
- Jodi puri 15 ml
- Olei ricini 100 ml
- Spiritus vini 900 ml

Als Reizmahlzeit erhält der Patient z. B. einen Apfel. Nach 30 Sekunden setzt das gustatorische Schwitzen ein und führt zu einer Blaufärbung des betroffenen Areals. Dieses wird nun mit einem Filzschreiber markiert und in 4 cm^2 große Felder unterteilt.

Nach Reinigung der Haut erfolgt die Behandlung mit der zubereiteten Botox®-Lösung. Mit einem Insulin-Besteck werden in jede markierte Teilfläche 0,1 ml (2,5 Einheiten) des Pharmakons intrakutan injiziert. Die Region vor dem M. masseter sollte dabei nicht tangiert werden, um Affektionen der mimischen Muskulatur zu vermeiden. Mit dieser Methode kann eine über Monate anhaltende Beschwerdefreiheit erreicht werden.

Ein gering ausgeprägtes Freysches Syndrom kann auch sehr einfach mit einem handelsüblichen Deo-Stift beherrscht werden, mit dem die betroffene Hautregion jeweils vor den Mahlzeiten touchiert wird.

Literatur

Drobik C, Laskawi R, Schwab S (1995) Die Therapie des Freyschen Syndroms mit Botulinum Toxin: Erfahrungen mit einer neuen Behandlungsmethode. HNO 43:644–648

Hüttenbrink KB (1986) Die Therapie des gustatorischen Schwitzens nach Parotidektomie. Laryngo-Rhino-Otologie 65:135–137

Schmelzer A, Rosin V, Steinbach E (1992) Zur Therapie des Freyschen Syndroms durch ein Antihydrotisches Gel. Laryngo-Rhino-Otologie 71:59–63

Gehörgangsexostosen

Ziel

Kommt es im Gefolge von Gehörgangsexostosen zu rezidivierenden Entzündungen des Gehörganges oder zur mechanischen Beeinträchtigung der Schwingungsfähigkeit des Trommelfells, so ist die operative Exostosenabtragung indiziert.

Problem

Üblicherweise werden im Rahmen dieser Operation die Exostosen mit einem Bohrer abgeschliffen, bis der Gehörgang ausreichend weit ist. Da primär sehr enge Verhältnisse vorliegen, besteht einerseits die Gefahr, dass der tympanomeatale Lappen bzw. das Trommelfell direkt beschädigt werden, und andererseits, dass durch das Bohrgeräusch eine indirekte Schädigung des Innenohres (Lärmtrauma) verursacht wird. Darüber hinaus ist als weitere Komplikation die postoperative narbige Gehörgangsstenosierung bekannt.

Lösung und Alternativen

Eine präoperativ bestehende Otitis externa muss unbedingt saniert werden, ehe die Exostosen-Operation durchgeführt werden kann. Selbst bei multilokulär entwickelten Exostosen sollte zur Vermeidung einer postoperativen Stenosierung keine zirkuläre Gehörgangsinzision erfolgen. Vielmehr ist es sinnvoll, einen vorderen und hinteren tympanomeatalen Lappen zu bilden. Aufgrund des leiseren Bohrgeräusches und der geringeren Traumatisierung wird dringend die Verwendung eines Diamantbohrers empfohlen, mit dessen Hilfe die trommelfellnahen Exostosen „eierschalenartig" ausgehöhlt werden. Zur Vermeidung von Verletzungen des tympanomeatalen Lappens und zum Schallschutz eignet sich das Einlegen einer Silikonfolie oder von Hirnwatte zwischen die Stelle des Bohrens und dem Hautlappen (Abb. 1). Weiterhin wird die Gefahr eines Lärmtraumas durch Verwendung eines möglichst kleinlumigen Saugers und gelegentliche Bohrpausen herabgesetzt.

Myringoplastik und Exostosen-Operation in einer Sitzung erhöhen das Risiko postoperativer Komplikationen, da es durch das zusätzliche Vor-

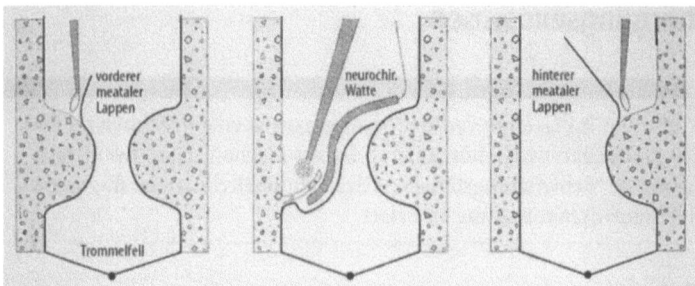

Abb. 1. Schematische Darstellung des operativen Vorgehens bei Gehörgangsexostosen.

klappen des Trommelfells postoperativ leichter zu einer Gehörgangsstenosierung kommen kann.

Literatur

Frese KA, Rudert H, Maune S (1999) Die operative Behandlung von Gehörgangsstenosen. Laryngo-Rhino-Otologie 78:538–543

Helms J (1996) Eingriffe am äußeren Gehörgang. In: Helms J, Jahrsdoerfer RA (Hrsg) Kopf- und Hals-Chirurgie in 3 Bänden. Band 2: Ohr. Georg Thieme Verlag, Stuttgart New York, S. 70–79

Seftel DM (1971) Ear canal hyperostosis: surfers ear. Arch Otolaryngol 103:58–60

Hüttenbrink KB (1991) Die Cochlea-Schädigung durch Mittelohroperationen. Laryngo-Rhino-Otologie 70:66–71

Geruchs- und Geschmacksprüfungen

Ziel

Bisher sind über 200 verschiedene olfaktometrische Testverfahren entwickelt worden, während eine Standardisierung bisher noch aussteht. Die Arbeitsgemeinschaft (AG) Olfaktologie/Gustologie der Dtsch. Gesellschaft für Hals-, Nasen-, Ohrenheilkunde, Kopf- und Halschirurgie hat sich deshalb zum Ziel gesetzt, Empfehlungen für eine standardisierte und international vergleichbare Riech- und Schmeckprüfung zu entwickeln.

Problem

Unter den olfaktometrischen Testverfahren besitzen im klinischen Alltag die psychophysischen Tests die größte Verbreitung und Relevanz. Ihr entscheidender Nachteil besteht darin, dass sie auf die Kooperation des zu untersuchenden Probanden angewiesen sind, dessen verbale oder non-verbale Reaktionen auf den angebotenen Riechreiz registriert werden.

Lösung und Alternativen

Üblicherweise werden *qualitative Riechprüfungen* durchgeführt, die nach Wahrnehmung bzw. Erkennen konzentrierter, d. h. oberhalb physiologischer Schwellenwerte angebotener Riechstoffe, fragen. Delank weist in einer detaillierten Übersichtsarbeit darauf hin, dass in vielen Kliniken nach wie vor die „Schnüffelprobe" an Riechflaschen, die aus unterschiedlich sortierten „Riechkästen" stammen, Anwendung findet. Die Riechkastenmethode hat den Vorteil, dass sie wenig zeitaufwendig und auch kostengünstig ist. Mrowinski bemerkt, dass eine Verdünnungsskala mit Lösungen einer Substanz des Schnüffeltests kaum verwendbar sei, da die Geruchsintensität nicht immer proportional zum Verdünnungsgrad ist. Da bisher keine Standardisierung für die Duftauswahl besteht, sollte, bis zu einer allgemeinen Regelung, jeder Untersucher seine eigenen Erfahrungen sammeln.

Die Prüfsubstanzen werden in dunklen Glasflaschen gut verschlossen aufbewahrt und nach 6 Monaten erneuert. Von Alterung und Aromaverlust unbehelligt bleiben Riechsubstanzen, die auf einen Papierstreifen aufgetragen und mit einem Gummiüberzug vor der Oxidation geschützt sind. Nach Abkratzen der Gummischicht entfaltet sich der Geruch (Univ. of Pennsylvania Scratch-and-Sniff-Test). Beim Schnüffeltest wird die jeweilige Flasche geöffnet, leicht geschüttelt und langsam an der Nase des Probanden vorbeigeführt, der ein Nasenloch mit dem Finger ohne Druck schließt und tief einatmet. Das Ergebnis wird als „erkannt", „wahrgenommen" oder „nicht wahrgenommen" dokumentiert. Der Riechtest sollte in einem ruhigen, gut belüfteten Raum vorgenommen werden. Eine halbe Stunde vor Beginn der Untersuchung sollte der Proband nur Wasser zu sich genommen und nicht geraucht haben.

Von verschiedenen Autoren werden als Prüfsubstanzen angegeben:
1. Reine Riechstoffe: z. B. Vanillin, Kaffee, Kakao, Wachs, Kernseife, Rosenwasser, Lavendelöl, Anis, n-Butanol.
2. Mischreizstoffe: Menthol, Zimtöl, Benzylacetat.
3. Trigeminusreizstoffe: Ameisensäure, Essigessenz, Ammoniak. Vorsicht bei der Anwendung! Das Luft-Duftstoff-Gemisch darf über der geöffneten Prüfflasche nur mit der Hand zugefächelt werden. Bei direkt über die geöffnete Flasche gehaltener Nase führt eine ohne Warnung aspirierte hochgradige Wirkstoffkonzentration zu einer schmerzhaften, sehr unangenehmen Schleimhautreizung.

Für die Begutachtung werden von Feldmann empfohlen: Bittermandelwasser, Oleum rusci, Menthol, Chloroform.

Wie Delank berichtet, werden derzeit innerhalb der AG Olfaktologie/Gustologie sog *"sniff n' sticks"* (riechstoffbeladene Filzstifte; Prof. Kobal, Erlangen) evaluiert, mit denen eine dreistufige, qualitative und quantitative Olfaktometrie möglich ist (Abb. 1): Die 1. Stufe dient der Routineuntersuchung und enthält Olfaktorius-, Trigeminus- und Mischreizstoffe in überschwelliger Konzentration. Ferner gibt es einen „Notfallstift" für die Untersuchung von Unfallpatienten oder die postoperative Kontrolle nach Schädelbasisoperationen. Die 2. Stufe ist eine Schwellenuntersuchung in 16 Konzentrationsstufen mit n-Isobutanol Die 3. Stufe dient schließlich der Prüfung der olfaktorischen Identifikation und Diskrimination und beinhaltet 16 Duftstoffe. Sie wird für die Diagnostik zentraler Riechstörungen benötigt.

Der sog. *Aachener Spraytest* (*„Rhinotest"*, Fa. Vostra/Aachen) ist in Form eines *gustatorischen Riechtests* aufgebaut und erlaubt ein Screening olfaktorischer Identifikationsstörungen: 7 verschiedene Olfaktorius- und Olfaktoriusmischreizstoffe werden nacheinander auf

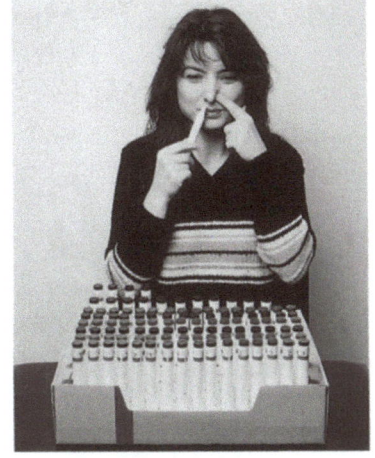

Abb. 1. Riechprüfung mit „sniff n'sticks", die von der Arbeitsgemeinschaft (AG) Olfaktologie/Gustologie der Dt. Gesellschaft für Hals-, Nasen-, Ohrenheilkunde, Kopf- und Halschirurgie entwickelt wurden. Eine farbliche Markierung kennzeichnet die verschiedenen Teststufen.

die Zungenoberfläche des Probanden gesprüht und durch den Geruchssinn wahrgenommen.

Diese Prüfung ist besonders bei *simulierten Riechstörungen* hilfreich. Der Proband hat den Eindruck, nur der Geschmack werde geprüft. Der echte Anosmiker empfindet die reinen Riechstoffe wie Wasser, er wird bei den Mischreizstoffen den Geschmackseindruck bitter oder sauer bemerken. Der Simulant wird entweder auch die reinen Riechstoffe „schmecken!" oder bei Mischreizstoffen wie Kirsch- und Kräuterlikör auch die Geschmackswahrnehmung negieren. Zur Aufdeckung der Simulation dient auch die Gabe des Trigeminusreizstoffes. Ein Proband, der jegliche Geruchswahrnehmung negiert, verneint auch die stechende Wahrnehmung des Trigeminusreizes. Die Registrierung olfaktorisch ausgelöster Körperreaktionen (-reflexe) eignet sich für die Simulationsprüfung („*Reflexolfaktometrie*": z.B. Messung des Hautwiderstandes, der Schweißdrüsensekretion, der Pupillenreaktion etc.).

Auch die in der eigenen Klinik untersuchte quantitative Auswertung posturographisch registrierter vestibulospinaler Reaktionen auf Riechreize (Abb. 2) hat sich bei der gutachtlichen Abgrenzung echter Anosmien gegenüber simulierten Riechstörungen als nützlich erwiesen.

Differenzierte und objektive Untersuchungen des Riechsinns sind mittels an der Kopfhaut ableitbarer *olfaktorisch evozierter Hirnpotentiale (OEP)* möglich bzw. bei geeigneter Reizkonstellation auch mit Hilfe kognitiver Potentiale („*contingent negative variation*", *CNV*).

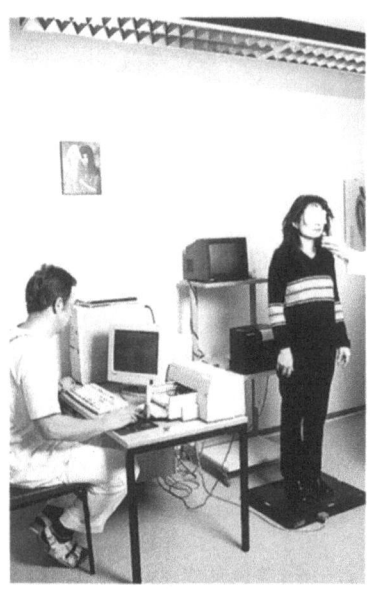

Abb. 2. Die mittels der Posturographie-Messplattform registrierten vestibulospinalen Reaktionen auf Riechreize dienen der gutachtlichen Abgrenzung echter Anosmien gegenüber simulierten Riechstörungen.

Bei der *orientierenden Geschmacksprüfung* werden die 4 Grundqualitäten „süß" (Glukose 4, 10, 40%), „sauer" (Zitronensäure 1, 5, 10%), „salzig" (Kochsalz 2, 5, 7, 5, 15%) und "„bitter" (Chininsulfat 0,075; 0,5; 1%) in unterschiedlichen Konzentrationen auf die Zunge aufgetragen. Die Zungenbewegung verteilt dabei die Prüfsubstanz auf eine größere Rezeptorfläche und verstärkt den Geschmackseindruck. Die Zungenoberfläche sollte möglichst trocken sein, um beim Auftropfen einer niedrig konzentrierten Prüfsubstanz einen Verdünnungseffekt durch den Speichel zu vermeiden. Mit einer Pipette wird die Testlösung auf die seitliche Oberfläche der herausgestreckten Zunge getropft oder mit einem Watteträger aufgestrichen. Hüttenbrink weist darauf hin, dass mindestens eine Fläche von einem cm^2 benetzt werden sollte und die Einwirkzeit mehrere Sekunden betragen muss. Aufgrund der erheblichen Adaptation sind zwischen den einzelnen Applikationen Pausen von 10 bis 30 Sekunden einzuhalten. Ein zwischenzeitliches Ausspülen des Mundes mit Wasser ist jedoch nicht nötig. Der Schmecktest ist mindestens 1 Std. nach dem Essen, Rauchen oder Zähneputzen durchzuführen. Als Ergebnis wird wie bei der Riechprüfung „erkannt", „wahrgenommen", „nicht wahrgenommen" notiert.

Für die Begutachtung ist interessant, dass bei elektrischer Reizung der Geschmackspapillen mit einem Anodenstrom die gustatorischen Innervationsareale für die Chorda tympani (ein bis 2 Zentimeter hinter der Zungenspitze), für den N. glossopharyngeus (an den seitlichen Papillae circumvallatae – Würgereiz!) und für den N. petrosus major (am seitlichen weichen Gaumen – Fazialisfunktionsprüfung) geprüft werden können (*Elektrogustometrie*).

Dabei sollten weniger die absoluten Werte der Wahrnehmungsschwelle (sie liegt ca. zwischen 2 und 7 µA beim jugendlichen Normalkollektiv) als deren Seitendifferenzen ausgewertet werden. Auf den charakteristischen sauer-metallischen Geschmackseindruck ist zu achten; ein Brennen oder Prickeln deutet auf eine zusätzliche Reizung der sensiblen Zungeninnervation.

Weiterführende Tipps
→ Facialislähmung.

Literatur

Delank KW, Nieschalk M, Schmäl F, Stoll W (1999) Besonderheiten in der Begutachtung von Riech- und Schmeckstörungen. Laryngo-Rhino-Otologie 78:365–372

Delank KW (1998) Subjektive und objektive Methoden zur Beurteilung der Riechfunktion. HNO 46:182–190

Feldmann H (1997) Das Gutachten des Hals-Nasen-Ohren-Arztes, 4. Auflage. Georg Thieme Verlag, Stuttgart New York

Herberhold C (1972) Computer-Olfactometrie mit getrenntem Nachweis von Trigeminus- und Olfactoriusreaktionen. Arch Klin Exp Ohren Nasen Kehlkopfheilkd 209:394–397

Hüttenbrink KB (1993) Geruchs- und Geschmacksprüfung. In: Hüttenbrink KB (Hrsg) Manual der Untersuchungsmethoden Hals-Nasen-Ohrenheilkunde, Biermann Verlag, S.115–120

Jahnke V (1996) Geruchsprüfung. HNO 44:595

Mrowinski D, Matern G (1995) Die Begutachtung von Riech- und Schmeckstörungen. HNO 44: 157–163

Nieschalk M, Delank KW, Stoll W (1995) Die posturographische Registrierung von Körperschwankungen nach Riechreizapplikation. HNO 43:234–238

Grisel-Syndrom

Ziel
Erkennung eines gelegentlich nach Adenotomie auftretenden Phänomens.

Problem

Was so orthopädisch fachbezogen zu sein scheint, vermag durchaus Patienten in unserem Fachgebiet akut zu betreffen. Namentlich bei Kindern und Jugendlichen kann bei einem Racheninfekt, z. B. bei bakterieller Angina tonsillaris, ein schmerzhaftes Zervikalsyndrom mit reaktiver Schiefhaltung des Kopfes entstehen. Die Autoren haben dergleichen nur nach Adenotomie gesehen.

Lösung und Alternativen
Verlauf kaum fieberhaft, im Gegensatz zur Bezold-Mastoiditis als Torticollis-Differentialdiagnose. Ursächlich handelt es sich wohl um eine lymphogen in die HWS-Region fortgeleitete Entzündung auf bakterieller Grundlage.
Unter orthopädischer Regie alsbaldige Röntgen- und ggf. CT-Diagnostik sowie antibiotische Behandlung mit frühzeitiger Mobilisierung. Längeres Abwarten fördert die schwer zu behebende Fixierung des Torticollis.

Weiterführende Tipps
→ Nasenrachenraum-Diagnostik bei Kindern.

Halsumschläge

Ziel
Symptomatische Hilfen bei Halsinfekten.

Problem

Viele Patienten mit sog. grippalen (viralen) Infekten der oberen Luftwege leiden vornehmlich unter den Schluckbeschwerden. Antibiotika sind nutzlos, also kontraindiziert. Neben der symptomatischen Therapie mit Salizylaten oder Paracetamol werden Halsumschläge als spürbar lindernd empfunden und dankbar angenommen. Wärmeapplikation kann auch eine abszedierende Halslymphknotenentzündung deutlich abkürzen.

Lösung und Alternativen

Halswickel nach Priessnitz
- Lauwarm angefeuchtetes Baumwolltuch (z. B. Serviette) um den Hals legen und ohne Folienzwischenlage mit dickem Wollschal überwickeln.
- 2×2 Stunden lang täglich einwirken lassen.

(Vincent Priessnitz, Naturheilarzt und Landwirt, 1790–1851).

Kataplasmen zur Beschleunigung einer abszedierenden akuten Lymphadenitis
- Antibiotika absetzen, wenn sie wirkungslos waren und die Lymphadenitis einschmilzt.
- Zur lokalen Hyperämie erwärmte Umschlagpaste (z. B. Enelbin®) dick auftragen, mit Folie (Haushaltsfolie, Plastiktüte) bedecken und mit Wollschal überwickeln. Mehrmals täglich auf diese Weise Abszessbildung bis zur Fluktuation und Inzisionsreife „anheizen".

Weiterführende Tipps
→ Abszessdrainage.

Hämostyptischer Tropf

Ziel
Prophylaxe einer Nachblutung oder anhaltenden Blutungsgefahr.

Problem

Auch bei normalem präoperativ kontrolliertem Gerinnungsstatus und trotz sorgfältiger intraoperativer Blutstillung ist man vor Nachblutungen nicht sicher. Und selbst nach Stillung einer Nachblutung bleiben Patient und Operateur diesbezüglich besorgt.

Lösung und Alternativen
Nach erneuter Kontrolle des Gerinnungsstatus und ggf. anschließender Revision des Op.-Gebietes, empfiehlt sich zusätzlich eine Tropfinfusion mit folgender Zusammensetzung:
- 500 ml Glukose 5%
- 2 Amp. Anvitoff® 500 mg
- 1 Amp. Adrenoxyl® 10 ml ad infusionem
- 1 Amp. Konakion® MM 10 mg

als Dauertropf über 6–8 Stunden. (Für Kinder halbe Dosierung der zugegebenen Ampullen).

Merke: Anvitoff®, direkt auf blutende Wundflächen aufgetragen, wirkt auch örtlich manchmal sehr überzeugend.

Weiterführende Tipps
→ Blutung, intraoperative; → Marcumar; → Blutungszeit.

Hautnaht unter Spannung

Ziel
Verschluss einer Wunde mit weit dehiszenten Wundrändern.

Problem

Nach Hautresektionen am Hals oder bei der operativen Versorgung von Fisteln kann es notwendig sein, Hautnähte zur Wundadaptation unter großer Gewebsspannung anzulegen. Bei herkömmlicher Nahttechnik und superinfiziertem Gewebe kommt es meist zu einem Ausreißen der Fäden mit nachfolgend erneut klaffender Wunde.

Lösung und Alternativen
Zugnaht mit Widerlagern
Stichfolge (siehe Abb. 1) mit atraumatischem Nahtmaterial (2 oder 3×0, flach gebogene Nadel):
1. Stich am Wundrand von außen nach innen in die Wunde hinein, Nadel in der Wunde neu fassen.
2. Unter der mobilisierten Subkutis Rückstich auf derselben Seite ca. 1,5 cm vom Wundrand entfernt von innen nach außen.
3. 2–3 mm wundwärts davon Wiedereinstich nach subkutan zur Bildung der ersten Schlaufe um das Widerlagerröhrchen herum.
4. Subkutan Wiederfassen der Nadel und Vorschieben bis in die Wunde.
5. Subkutan bleibend weiteres Vorgehen auf der anderen Seite der Wunde und Durchstechen von innen nach außen in ca. 1,5 cm Abstand zum Wundrand.

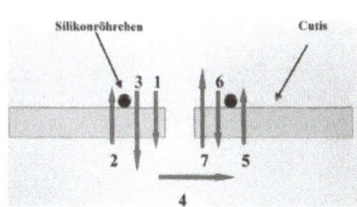

Abb. 1. Hautnaht unter Spannung mit Verwendung von Silikonröhrchen.

6. Rückstich von außen nach innen wiederum 2–3 mm wundwärts davon zur Schlaufenbildung für das Röhrchen wie auf der Gegenseite.
7. Subkutan Wiederfassen der Nadel und Ausstechen am Wundrand.
8. Verknüpfung zweimal doppelt.

Eine Modifikation ist möglich, indem der Faden nicht als Schlaufe über das Röhrchen gelegt wird, sondern im Sinne einer U-Naht beidseits durch das Silikonröhrchen geführt wird.

Grundsätzliches zur Hautnaht
1. Nicht das Durchstechen des Wundrandes mit einer scharfen Nadel, sondern das Erfassen der Haut von oben und unten mit der Pinzette, womöglich einer scharfen sog. chirurgischen Pinzette, setzt Quetschnekrosen und gefährdet die Heilung per primam.
2. Die zarteste Pinzette sind die eigenen Finger.
3. Wenn überhaupt, sollte eine Pinzette nur im Subkutangewebe anfassen. Noch weniger traumatisierend ist, subkutan angesetzt, ein ein- oder zweizinkiges scharfes Wundhäkchen (z. B. vom Cottle-Rhinoplastik-Besteck).

Weiterführende Tipps
→ Intrakutane Naht 1; → Intrakutane Naht 2.

Heiserkeit nach Larynxtrauma oder Intubation

Ziel
Stimmverbesserung nach einer Heiserkeit, die durch eine Luxation im Krikoarytaenoidgelenk bedingt ist.

Problem

Bei einer Heiserkeit nach Larynxtrauma oder nach Intubation muss immer auch die Möglichkeit einer Krikoarytaenoidluxation bedacht werden. Wenn die Heiserkeit z. B. nach einer Intubation wegen Strumektomie oder eines thoraxchirurgischen Eingriffs aufgetreten ist, kann die differentialdiagnostische Abgrenzung zu einer Stimmlippenlähmung (Parese des N. recurrens) mitunter schwierig sein, besonders bei gleichzeitig bestehendem Ödem, Hämatom oder Intubationsgranulom.

Lösung und Alternativen

Die Heiserkeit nach Luxation im Krikoarytaenoidgelenk äußert sich in einem herabgesetzten Stimmvolumen, einer erniedrigten mittleren Sprechstimmlage und einer „verhauchten" Stimme. Letztere kommt dadurch zustande, dass bei der Phonation viel Luft (sog. „wilde Luft") verloren geht. Meist auf eine Krikoarytaenoidluxation hinweisende typische Befunde finden sich bei der *indirekten Laryngoskopie* (Lupenlaryngoskopie, möglichst mit Videodokumentation): der Aryknorpel ist auf der betroffenen Seite fixiert, entweder einwärts gekippt oder auswärts rotiert. Bei stereoskopischer Betrachtung lässt sich oft auch eine Niveaudifferenz der Stimmlippen ausmachen. Auch die *Elektromyographie* (EMG) des M. cricoarytaenoideus dorsalis (M. posticus) kann ebenso wie die *Computertomographie* (CT) Hinweise auf eine Luxation geben.

Therapie der Wahl ist heute der Versuch einer endolaryngealen *Reposition des Aryknorpels* mittels einer Mikrolaryngoskopie, die in Vollnarkose durchgeführt wird. Auch spontane Repositionen wurden gelegentlich beobachtet. In der neueren Literatur wird die Reposition auch noch Wochen nach dem verursachenden Ereignis als erfolgversprechend angesehen.

War eine Reposition nicht erfolgreich oder aus anästhesiologischen Gründen gar nicht möglich, sollte als konservative Maßnahme auf jeden Fall eine *logopädische Stimmbehandlung* erfolgen.

Literatur

Hoffmann M, Grossenbacher R (1998) Die Luxation des Krikoarytänoidgelenks: Diagnostik und Therapie. Laryngo-Rhino-Otologie 77:367–370

Rudert H (1984) Über seltene intubationsbedingte innere Kehlkopftraumen. HNO 32:393–398

Thumfart W, Steiner W, Jaumann MP (1979) Lupenendoskopische Elektromyographie des Musculus crico-arytaenoideus dorsalis (posticus) am wachen Patienten. HNO 27:201–206

Hörgeräteversorgung, Indikationen

Ziel

Hörgeräte (HG) haben die Aufgabe, einen Hörschaden zu mildern und die akustische Umwelt für einen Schwerhörigen wieder hörbar zu machen. Oberstes Ziel ist dabei eine Verbesserung des Sprachverständnisses nicht nur im Gespräch mit Einzelpersonen, sondern auch bei bestehenden Nebengeräuschen.

Problem

Die akustische Isolation von Schwerhörigen kann zur Fehleinschätzung und Verkennung von Situationen führen und damit zu einer psychosozialen Behinderung mit Vereinsamung, Depression bzw. Persönlichkeitsveränderung. Schwerhörige stellen in Deutschland zahlenmäßig die größte Behindertengruppe dar.

Lösung und Alternativen

90% aller Hörgeräte werden zu Lasten der Gesetzlichen Krankenversicherung verordnet. Die „Heil- und Hilfsmittel-Richtlinien" schreiben die Indikationsstellung zur Hörgeräteversorgung durch den HNO-Arzt vor („Ohrenärztliche Verordnung einer Hörhilfe, Muster 15"), während die Auswahl und Anpassung dem Hörgeräte-Akustiker obliegen. Der verordnende HNO-Arzt muss sich abschließend durch eigene Untersuchung vom Erfolg und der Zweckmäßigkeit der Anpassung überzeugen und dies durch eine zweite Unterschrift auf dem Verordnungsbogen bestätigen.

Vorbedingung ist ein Hörverlust im Tonaudiogramm von mindestens 30 dB bei mindestens einer der Messfrequenzen zwischen 0,5 und 3,0 kHz sowie ein Einsilberverstehen im Sprachaudiogramm von nicht mehr als 80% bei 65 dB auf dem besser hörenden Ohr.

Die Indikation für eine HG-Versorgung bei *einohriger Schwerhörigkeit* besteht bei einem Hörverlust von mindestens 30 dB bei 2,0 kHz oder bei mindestens zwei Frequenzen zwischen 0,5 und 3,0 kHz. Als Ergebnis wird verlangt, dass das Sprachverstehen im Störgeräusch um mindestens 10% oder das Richtungshören gebessert sein muss. Weiterhin soll (nicht muss) das Sprachverstehen bei 65 dB um mindestens 20% gebessert sein.

Bei einer *beidohrigen Schwerhörigkeit* ist auch die beidohrige HG-Versorgung die Regelversorgung, wenn sie mindestens 10% Verbesserung des Sprachverstehens im Störgeräusch oder eine Verbesserung des Richtungshörens erzielt.

Literatur
Arbeitsgemeinschaft der Wissenschaftlichen Medizinischen Fachgesellschaften (AWMF). Leitlinie "Hörgeräteversorgung" der Dt. Ges. f. Hals-Nasen-Ohren-Heilkunde und Hals-Chirurgie (AWMF-Leitlinien-Register 017/065, Stand: 6. Juli 1998)

Plath P (1996) Hörgeräte-Versorgung. In: Ganz und Schätzle (Hrsg.) HNO-Praxis Heute 16. Springer Verlag, Berlin Heidelberg New York Tokio

Seifert K (1992) Rechtsgrundlagen und heutiger Stand der Hörgeräte-Versorgung. HNO-Mitteilungen Heft 5:238–242

Hörschwellenbestimmung

Ziel

Bei der Bestimmung der Hörschwelle wird das Ohr mit Tönen beschallt und – bei der jeweiligen Frequenz – die kleinste Tonintensität ermittelt, die eine „echte" Antwort „ja, ich höre" hervorruft.
Eine Standardisierung der Schwellenmessung ermöglicht, beim Lesen des Audiogramms die methodische Vorgehensweise genau zu rekonstruieren, und stellt sicher, dass bei Wiederholungsuntersuchungen in gleicher Weise wie bei der Erstuntersuchung vorgegangen wird.

Problem

Während der Hörschwellenbestimmung signalisieren Patienten nicht immer beim richtigen Pegel und nicht immer zur rechten Zeit. Kumpf gibt drei Gründe an, warum die Tonschwelle häufig schwer zu ermitteln ist:
1. Der Patient signalisiert „Hören" nicht oder nicht jedesmal beim Schwellenpegel, sondern erst überschwellig.
2. Der Patient signalisiert zwar beim richtigen Pegel, jedoch verzögert (verlängerte Reaktionszeit).
3. Der Patient signalisiert fälschlich auch dann, wenn der Kopfhörer keinen für ihn hörbaren Ton abstrahlt (Scheinantwort).

Lösung und Alternativen

Es genügt nicht, bei der Hörschwellenbestimmung überhaupt eine Antwort zu erhalten, sondern zusätzlich muss sichergestellt sein, dass sich die Antwort auf den Prüfton bezieht. Zudem muss bekannt sein, wie die Intensität des Prüftons war, der die Antwort auslöste. Dies kann erreicht werden, indem der Prüfton zwischen Beginn und Ende seinen Pegel konstant beibehält. Tritt dabei auch eine gute Übereinstimmung von Beginn und Ende des Tones mit Beginn und Ende der Antwort auf, so ist die Wahrscheinlichkeit ziemlich groß, dass sich die Antwort auf den gesendeten Ton bezieht.
An der HNO-Klinik des Universitätsklinikums Münster hat sich seit Jahren eine Methode der Hörschwellenbestimmung bewährt, die sich an Vorschlägen von Carhart und Jerger sowie an Reger orientiert:

Der Patient wird instruiert, Beginn und Ende jedes Tones bzw. Serien von Tonimpulsen durch Handzeichen, Druckknopf bzw. „Ja-Nein" zu signalisieren. Es werden nur Töne bzw. Impulsserien von 0,5 – 2 s Dauer benutzt, die während dieser Zeit weder Frequenz noch Pegel ändern. Zwei aufeinanderfolgende Töne dürfen nicht von gleicher Dauer sein, und die Pause zwischen den Tönen wird zwischen 0,5 und 10 s variiert – unter Bevorzugung des Bereichs bis 5 s. Die Untersuchung beginnt am vermutlich besser hörenden Ohr. Zuerst wird bei 1000 Hz eine Intensität von 40 dB (im Hörverlustmaßstab) eingestellt. Signalisiert der Patient „Hören", dann folgt ein Ton von 20 dB. Wird auch dieser Ton gehört, folgen 10, dann 0 dB. Bleibt z. B. auf 0 dB die Antwort aus, wird ein Pegel von 5 dB angeboten. Wird dieser mit „Hören" beantwortet, so vergewissert sich der Untersucher nochmals, ob die Antwort auf 0 dB unterbleibt und bei 5 dB reproduzierbar ist. Die Schwelle wird dann bei 5 dB eingetragen. Hätte in dem Beispiel der Patient bei 5 dB nicht signalisiert, so wären ihm 10 dB angeboten worden. Wird bereits der zu Beginn gegebene Ton von 40 dB nicht beantwortet, so folgen 60, 80, 90, 100 und 110 dB. Werden jedoch beispielsweise bereits 90 dB mit Hören beantwortet, so werden 85 dB eingestellt. Folgt keine Antwort, wird der Ton nochmals mit 90 dB gesendet. Wären 85 dB gehört worden, so ließe man sich das Hören von 90 und das Nichthören von 80 dB bestätigen.

Ein Schwellenwert, der nach dieser Vorgehensweise 2mal in 3 Versuchen oder 3mal in 4 oder 5 Versuchen gefunden wurde, kann als richtig angesehen werden. Oft genügt nach eigener Erfahrung eine Bestimmung. Auch die Mithörschwellen, die Grundlage für die Vertäubung sind, lassen sich entsprechend dieser Vorgehensweise ermitteln.

Nebenbei sei bemerkt, dass bei fast allen gewissenhaft kooperierenden Patienten Scheinantworten auftreten. Sie sind ein erwünschtes Zeichen der guten Mitarbeit, solange sie nicht – manchmal veranlasst durch Tinnitus – störende Häufigkeit erlangen. Der Patient sollte deshalb nicht ermahnt werden, denn dadurch kann seine Bereitschaft erlahmen, bereits sehr schwache Töne zu signalisieren. Besser sollte man während der Scheinantwort einen Ton anbieten, den der Patient sicher hört. So wird er gewahr, dass vorher kein Ton vorhanden war.

Weiterführende Tipps
- → Dokumentation audiometrischer Befunde;
- → Überhören und Vertäuben, Probleme;
- → Aggravation einer Schwerhörigkeit; → Stimmgabelprüfung heute.

Literatur
Carhart R, Jerger J (1959) J Speech Hear Dis 24:330–345
Kumpf W (1971) Zur Methodik der Hörschwellenbestimmung. HNO 19:209–211
Reger SN (1965) Pure tone audiometry. In: Glorig A (ed.) Audiometry, principles and practices. The Williams & Wilkins Comp., Baltimore

Hustenreiz, postoperativer

Ziel
Vermeidung von Pressen und Husten des Patienten in der Aufwachphase nach Intubationsnarkose zur optimalen Sicherung des Operationsergebnisses.

Problem

Gerade nach Ohroperationen mit Tympanoplastik, aber auch nach anderen HNO-ärztlichen Eingriffen (z. B. Septorhinoplastik), kann sich ein in der Aufwachphase nach Intubationsnarkose bestehender Hustenreiz (tracheale Reizung durch den Tubus) bei gleichzeitig noch nicht ausreichender Spontanatmung des Patienten – und somit fehlender Extubationsmöglichkeit – negativ auf das Operationsergebnis auswirken (z. B. intratympanaler Überdruck, der ein Faszientransplantat oder eine andere Art der Tympanoplastik dislozieren kann).

Lösung und Alternativen
Um diese meist nur wenige Minuten dauernde Phase zu überbrücken und den Hustenreiz zu beseitigen, hat sich, sofern von kardialer Seite keine Kontraindikationen bestehen, hervorragend die intravenöse Gabe von 5 ml 2%iger Xylocain®-Lösung bewährt, die sofort zu einer Unterdrückung des lästigen Hustenreizes und damit auch des Pressens führt.

Weiterführende Tipps
→ Blutung, intraoperative.

Infektiöser Patient

Ziel
Vermeidung einer Infektion des Pflegepersonals oder des Arztes bei der Behandlung eines infektiösen Patienten.

Problem

Weltweit sind ca. 34 Millionen und in Deutschland 50.000 Menschen mit dem AIDS-Virus infiziert. Der herkömmliche HIV-Suchttest (Antikörpernachweis) kann in einem Zeitraum von 4–12 Wochen nach der Infektion noch negativ sein (diagnostische Lücke). Der HNO-Arzt wird jedoch gerade zu Beginn der HIV-Erkrankung häufig wegen geschwollener Lymphknoten oder Schluckbeschwerden (orale oder ösophageale Candidiose) aufgesucht.

Lösung und Alternativen

Bei unklaren, therapieresistenten zervikalen Lymphknotenschwellungen sollte, vor allem bei Beteiligung der Regio parotidea und wenn der Patient zu einer Risikogruppe (homo- und bisexuelle Männer, Drogenkonsumenten) gehört, ein HIV-Test durchgeführt werden. Als erstes Verfahren wird ein hochempfindlicher Antikörpertest („ELISA"-Test) angewendet. Ein „positives" Testergebnis muss jedoch auf jeden Fall durch einen Bestätigungstest – den noch genaueren „Western Blot" – überprüft werden. Erst wenn dieser ebenfalls positiv ist, darf das Ergebnis „positiver Befund" mitgeteilt werden. Während der „diagnostischen Lücke" gelingt es nur mit der Polymerasekettenreaktion (PCR), die Infektion nachzuweisen. Die höchsten Titer von HIV finden sich im Blut, gefolgt von den Sekreten des Genitaltraktes bzw. der Genitalschleimhaut, von Liquor cerebrospinalis und schließlich Speichel. Die Konzentration von HIV im Speichel ist jedoch etwa 50–100mal niedriger als im Blut.

Muss eine Patient mit HIV-Infektion operiert werden, so sollten bereits bei der Blutentnahme (Handschuhe obligatorisch) ein Venenpunktionsbesteck mit einer Schlauchverbindung + Adapterventil benutzt („Butterfly") und die Kanüle nicht in die Plastikhülle zurückgesteckt werden, um eine Stichverletzung zu vermeiden. Alle benutzten Instrumente müssen als infektiös deklariert und entsprechend behandelt werden. Das gesamte Operationsteam sollte doppelte Handschuhe benutzen und eine großglasige Schutzbrille tragen (Schutz vor transkonjunktivaler Infektion). Darüber hinaus sollte über einen zweiten Tisch instrumentiert werden, d. h. die instrumentierende Schwester legt das vom Operateur gewünschte Instrument auf den sterilen Tisch, von dem es der Arzt übernimmt. Manipulationen mit den Fingern in der Wunde (digitale Exploration) sollten unbedingt unterbleiben, da z. B. Lymphknoten und Tonsillen hohe HIV-Mengen enthalten. Die HIV-Übertragungseffizienz nach Stichverletzungen kann über einfache Maßnahmen wie Anregung der Blutung aus dem Stichkanal und gründliche Desinfektion der Wunde reduziert werden. Sowohl auf dem Operationsplan als auch auf der Krankenakte sollte ggf. auch mit einem hausinternen Code vermerkt sein, dass der Patient an einer infektiösen Erkrankung leidet.

Vom hygienischen Standpunkt aus sind HIV und ihre Inaktivierung kein Problem. Wenige Sekunden ab 65° C zerstören seine Replikationsfähigkeit, so dass jede Form der Sterilisation HIV zerstört. Alle Desinfektionsmaßnahmen, die vom Bundesgesundheitsamt für Viren zugelassen sind, inaktivieren sicher HIV. Die gleichen Maßnahmen, die vor HIV-Infektionen schützen, helfen auch, Hepatitis-Infektionen zu vermeiden.

Weiterführende Tipps
→ Meldepflichtige Erkrankungen und Erreger;
→ Zervikale Raumforderung.

Literatur
Gürtler LG (1994) HIV-Infektion in der HNO: Infektionsrisiko und Hygienevorschriften. Laryngo-Rhino-Otologie 7:291–293

Weidauer H (1992) AIDS im HNO-Bereich. In: Naumann HH, Helms J, Herberhold C, Kastenbauer E. Oto-Rhino-Laryngologie in Klinik und Praxis. Georg Thieme Verlag Stuttgart New York, Band 2:568–574

Influenza

Ziel

Über die katarrhalisch-entzündliche Beteiligung der oberen Luftwege an der Virus-Grippe weiß man hinlänglich Bescheid. Weniger bekannt und u. E. nirgendwo an einer Stelle zusammenhängend dargestellt sind hingegen die neuronalen Läsionen, die in allen drei Sparten unseres Faches als Folge einer Grippe auftreten können.

Problem

Die *Grippeotitis* (Otitis externa haemorrhagica) kann Schwindel (evtl. mit Hochtonhörverlust) verursachen, ein Symptom, das bei banaler akuter Otits media kaum jemals auftritt. Diese Influenza-Labyrinthose (nicht Labyrinthitis) soll die Folge des Eindringens von Grippe-Toxinen durch die Rundfenstermembran in das Innenohr sein. Die Prognose ist glücklicherweise günstig, Restitutio ad integrum ist die Regel. Zur üblichen Behandlung wie bei banaler akuter Mittelohrentzündung gehört aber unverzichtbar die Parazentese.

Keine Rarität ist die *Grippeanosmie*. Sie wird verständlicherweise erst nach dem Schwinden der akuten Rhinitis verifiziert. Nach unseren Erfahrungen kommt es kaum jemals zu einer Hyposmie, sondern fast immer zum vollständigen Verlust des Riechvermögens, und das – ebenfalls nach unseren Erfahrungen – trotz mancherlei Therapieversuche irreversibel.

Plötzliche *Rekurrenslähmung*, ein und auch beidseitig, gewöhnlich mit Stimmlippenstillstand in Intermediärstellung, konnte in Grippe-Epidemiezeiten auch unsererseits gehäuft beobachtet werden. Die Rekurrenslähmung als Influenzafolge darf nur eine Diagnose per exclusionem sein, d. h. nachdem Mediastinalbeteiligung bei Bronchial- oder Mammakarzinom oder bei anderen Malignomen im Mediastinum sowie Tumoren des Hirns, der Schädelbasis oder des Halses (Ösophagus- oder Schilddrüsenkarzinom) ausgeschlossen sind. Diese Influenza-Komplikation ist nicht immer reversibel, Spontanheilungen lassen 2–3 Monate auf sich warten. Logopädische Übungsbehandlung ist stets indiziert, bisweilen sind phonochirurgische Maßnahmen zur Wiederherstellung des Glottisschlusses unvermeidlich.

Lösung und Alternativen

Für die Grippe-Anosmie werden folgende Behandlungsschemata empfohlen:

Prednison-Behandlung nach Schaupp:
- 10 Tage lang Prednison (z.B. Prednison®) oral, mit 50 mg beginnend täglich um 5 mg reduzieren.
- Ratsam sind in dieser Zeit eine antibiotische Abschirmung und zusätzlich nach Rossberg Vit. A (z. B. Vitamin-A-Saar Dragees®), Vit. B (z. B . Neurotrat S forte®) und ggf. ein cortisonhaltiges Nasenspray (z. B. Flutide nasal®).

Behandlungsversuch mit Strychnin:
- Rp. Strychnin. nitric. 0,002 g
- Sacch. lact. 0,1 g
- M. f. pulv.
- D. tal. dos. Nr. XII
- S. tgl. 2 – 3mal ein Schnupfpulver

Weiterführende Tipps
→ Geruchs- und Geschmacksstörungen;
→ Meldepflichtige Erkrankungen und Erreger.

Infusionstherapie

Ziel

Rheologische Therapie bei Hörsturz, Neuropathia vestibularis, Menière-Syndrom, idiopathischer (Bellscher) Fazialislähmung, postoperativ nach Replantationen und Lappenplastiken.

Problem

Bei der Vielzahl von angebotenen Produkten fällt es teilweise dem behandelnden Arzt sehr schwer, das richtige Therapiekonzept auszuwählen.

Lösung und Alternativen

Die Infusionsbehandlung soll die Durchblutung bis in die äußerste Peripherie verbessern, und zwar durch Viskositätsverminderung des Blutes (Antisludge-Therapie). Dazu werden Infusions- und Standardinjektionslösungen üblicherweise mit durchblutungsfördernden Mitteln und auch mit Kortikosteroiden kombiniert.

Als Infusionslösungen sind gebräuchlich:
- Dextrane (z. B. Rheomacrodex® 10%, Onkovertin N®) Nachteil: evtl. anaphylaktischer Schock (Vorinjektion von Promit® erforderlich).
- Polyethylenstärke (z. B. HAES-steril® 6%). Nachteil: evtl. lang anhaltender generalisierter Juckreiz.
- Elektrolytlösungen (z. B. Sterofundin®). Nachteil: kurze Verweildauer im Blut
   CAVE: Besonders die Dextrane können für Wochen die Blutsenkung (BSG) beschleunigen. Deshalb sollte Blut zur Bestimmung dieses Parameters vor der Applikation der Infusionslösung abgenommen werden.

Als durchblutungsfördernde Mittel werden den Infusionslösungen am häufigsten folgende Substanzen hinzugefügt:
- Pentoxifyllin (z. B. Trental®)
- Ginkgo Extrakte (z. B. Tebonin®)
- Novocain® 1%

Kein Infusionsschema hat wie das von Stennert ursprünglich gegen die idiopathische (Bellsche) Fazialislähmung erarbeitete Anklang gefunden. Etwas variiert wird es heutzutage bei uns in der folgenden Zusammensetzung verwendet:

Modifikaton des antiphlogistisch-rheologischen Infusionsschemas nach Stennert

Tag	Dextran 40 (in ml)	Pentoxifyllin (ml/Tag)	Prednison (mg/Tag)
1	2×500/16 h	2×15	2×50
2	2×500/16 h	2×15	2×50
3	2×500/16 h	2×15	2×37,5
4	500/8 h	15	75
5	500/8 h	15	50
6	500/8 h	15	50
7	500/8 h	15	25
8	500/8 h	15	25
9	500/8 h	15	20 (per os)
10	500/8 h	15	17,5 (per os)

Weiterführende Tipps
→ Fazialislähmung.

Literatur
Michel O, Jahns T, Joost-Ennekin M, Neugebauer P, Streppel M, Stennert E (2000) Das antiphlogistisch-rheologische Infusionsschema nach Stennert in der Behandlung von kochleo-vestibulären Störungen. HNO 48:182–188

Stennert E (1979) Bell's palsy – a new concept of treatment. Arch Otorhinolaryngol 225 (4):265–268

Stennert E (1981) Pathomechanisms in cell metabolism: a key to treatment of Bell's palsy. Ann Otol Rhino Laryngol 1981 90:577–583

Inhalationstherapie

Ziel

Die Inhalation bei akuten Entzündungen der oberen Luftwege gehört zur Hausmedizin; ihre Anwendung zu Hause ist mit Überzeugung zu empfehlen, da die Wirksamkeit erwiesen ist.

Problem

Eine alleinige systemische Antibiotika- oder Glukokortikoidtherapie erscheint im Rahmen der Behandlung einer akuten, meist viralen Infektion der oberen Luftwege nicht so sinnvoll wie eine Lokaltherapie. Inhalat-Fertigpräparate, die von der Pharmaindustrie vertrieben werden, sind recht teuer.

Lösung und Alternativen

Zur Inhalation sehr bewährt hat sich das sogenannte RW-Inhalat (rheinisch-westfälische Liste), welches über jede Apotheke kurzfristig zu beziehen ist und eine gute kostengünstige Alternative zu den handelsüblichen Fertigprodukten darstellt. Man rezeptiert dem Patienten 20 ml dieser Lösung, von der er 6–8 Tropfen 2× tgl. in eine große Tasse heißen Kamillen-Tee geben soll. Ohne Kopftuch inhaliert der Erkrankte nun so lange, bis kein Dampf mehr von der Tasse aufsteigt. Jeweils 10 Minuten vor der Inhalation sollte der Patient die Nasenschleimhäute mit handelsüblichen, vasokonstringierenden Nasentropfen abschwellen.

CAVE: Ätherische Öle (auch Lutschbonbons) können bei Dauertherapie eine Sicca-Symptomatik auslösen.

Weiterführende Tipps

→ Halsumschläge.

Literatur

Tyrell D (1989) Local hyperthermia benefits natural and experimental common colds. Brit Med J 298:1280–1283

Intrakutane Naht 1

Ziel
Kosmetisch zufriedenstellender Wundverschluss.

Problem
Es gibt viele Möglichkeiten, eine Intrakutannaht an den Wundrändern zu sichern. Neben den handelsüblichen Fäden mit Kunststoff- oder Metallplombe (Nachteil: Kosten) können die Fadenenden auch über einem kleinen Tupfer geknotet (Nachteil: Tupfer als Keimreservoir) oder einfach mit Pflaster fixiert werden (Nachteil: Pflasterlösung). Eine resorbierbare Hautnaht beinhaltet aufgrund der längeren Verweildauer die Gefahr einer Fremdkörperreaktion.

Lösung und Alternativen
Es besteht die Möglichkeit, sich aus einer normalen Hautnaht (z. B. Ethibond® oder Supolene®) und einem Stück Absaugkatheter intraoperativ eine suffiziente Intrakutannaht herzustellen.

Von einem Absaugschlauch wird ein 1 cm langes Stück abgetrennt und in der Verlaufrichtung des Lumens zweigeteilt. Vor der Wundnaht wird nun ein dicker Knoten ans Fadenende gesetzt und anschließend die Nadel so durch die eine Absaugkatheterhälfte gestochen, dass die konvexe Seite zur Hautoberfläche gerichtet ist. Nach Beendigung der Intrakutannaht wird die Nadel dann am anderen Wundende von der konvexen Seite aus durch die Absaugkatheterhälfte gestochen (Abb. 1) und auf der konkaven Seite verknotet.

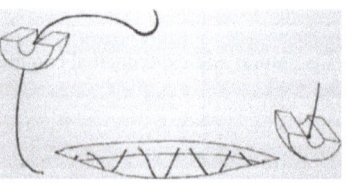

Abb. 1. Befestigung der Fadenenden bei der fortlaufenden, intrakutanen Naht mit den beiden Hälften eines kurzen Stückes Absaugkatheter nach Dost.

Weiterführende Tipps
→ Intrakutane Naht 2; → Hautnaht unter Spannung.

Literatur
Dost P (1995) Befestigung der fortlaufenden Intrakutannaht. Laryngo-Rhino-Otologie 74:264

Intrakutane Naht 2

Ziel
Wundverschluss, bei dem das postoperative Fadenziehen entfällt.

Problem
Bei kleinen Kindern oder unkooperativen Patienten (z. B. geistig Behinderten) kann das Entfernen von Fäden nach operativen Eingriffen sowohl für den Arzt als auch für den Patienten zur Geduldsprobe werden. In vielen Fällen ist nach mehreren frustranen Versuchen aufgrund heftiger Gegenwehr sogar eine erneute Narkose zur Fadenentfernung unvermeidbar.

Lösung und Alternativen
Wie von Lazig und Laubert bei Kleinkindern nach Cochleaimplantation erfolgreich gezeigt, eignet sich in solchen Fällen eine intrakutane Naht mit resorbierbarem Faden (z. B. 4 × 0 Vicryl rapid® farblos), um einen suffizienten Wundverschluss zu erzielen, bei dem postoperativ keine Fadenentfernung notwendig ist. Wundheilungsstörungen wurden vom o. g. Autorenteam bei mehreren Dutzend Patienten nicht beobachtet.

Weiterführende Tipps
→ Intrakutane Naht 1; → Hautnaht unter Spannung.

Literatur
Laszig R, Laubert A (1995) Resorbierbare Intrakutannaht als Wundverschluss beim Cochlear Implant. Laryngo-Rhino-Otologie 74:518

Intubation, schwierige

Ziel

Intubation eines Patienten mit schwierigen anatomischen Verhältnissen.

Problem

Gerade in einer HNO-Klinik kommt es immer wieder zu Problemen bei einer Intubation, wenn z. B. ein Tumor des Hypopharynx oder der Supraglottis die Sicht auf die Stimmbandebene verhindert. Darüber hinaus kann ein Tumoreinbruch in die Fossa pterygopalatina zu einer Kieferklemme führen.

Lösung und Alternativen

Die Intubation eines Patienten mit Kieferklemme oder auch mit einer ausgeprägten Kyphose gelingt am besten im Rahmen einer transnasalen bronchoskopischen Wachintubation, die von den Kollegen der Anästhesiologie durchgeführt wird. Gelegentlich gelingt auch eine ausreichende Beatmung über eine Larynxmaske, die auf den Aditus laryngis aufgesetzt wird.

Soll eine Mikrolaryngoskopie oder Panendoskopie bei einem Patienten mit einem großen Hypopharynx- oder supraglottischen Larynxkarzinom durchgeführt werden, so ist, falls es sich nicht um eine absolute Notfallsituation handelt, zuerst für eine ausreichende Sauerstoffzufuhr über eine Beatmungsmaske zu sorgen, um nachfolgend genügend Zeit zu haben, den Atemweg bei relaxiertem Patienten aufzufinden.

Nach Einstellen der Epiglottis mit dem McIntosh-Spatel wird versucht, mit einem starren Beatmungsbronchoskop translaryngeal in die Trachea zu gelangen. Hierzu sollte der Patient durch Unterpolsterung der Schultern überstreckt werden. Gelingt es wegen langer Schneidezähne nicht, in der Medianen den direkten Weg in den Larynx zu finden, so kann man versuchen, über die Mundwinkel durch ggf. vorhandene Zahnlücken im hinteren Molarenbereich das Bronchoskop vorzuschieben. Gelegentlich hilft die an das Bronchoskop angeschlossene Kaptometrie, den Weg in die Trachea zu identifizieren. Ist die Glottis aufgrund einer starken Schwellung nicht zu erkennen, so kann es hilfreich sein, den Thorax kräftig zu komprimieren und anhand von im

Speichel, Sekret oder etwas eingebrachter NaCl-Lösung aufsteigenden Luftblasen den Weg in die Trachea zu finden. Ist man mit dem Bronchoskop in die Trachea gelangt (Identifikation von Knorpelspangen, Registrierung von CO_2 über die angeschlossene Kaptometrie), so sollte erst über das Bronchoskop beatmet werden, bis eine O_2-Sättigung von 100% erreicht ist. Dann werden ein „Tubus-Changer" (50 cm langer flexibler Plastikstab) durch das Bronchoskop in die Trachea eingeführt, das Bronchoskop unter Beibehaltung der Tubus-Changer-Position zurückgezogen und anschließend ein Woodbridge-Tubus über den Changer in die Trachea geleitet.

Gelingt es mit dem Bronchoskop nicht, den Weg durch das Tumorgewebe in die Trachea zu finden, so ist es sinnvoll zu versuchen, mit einem Kleinsasser-Rohr die Supraglottis aufzuspannen und die Glottis so zu

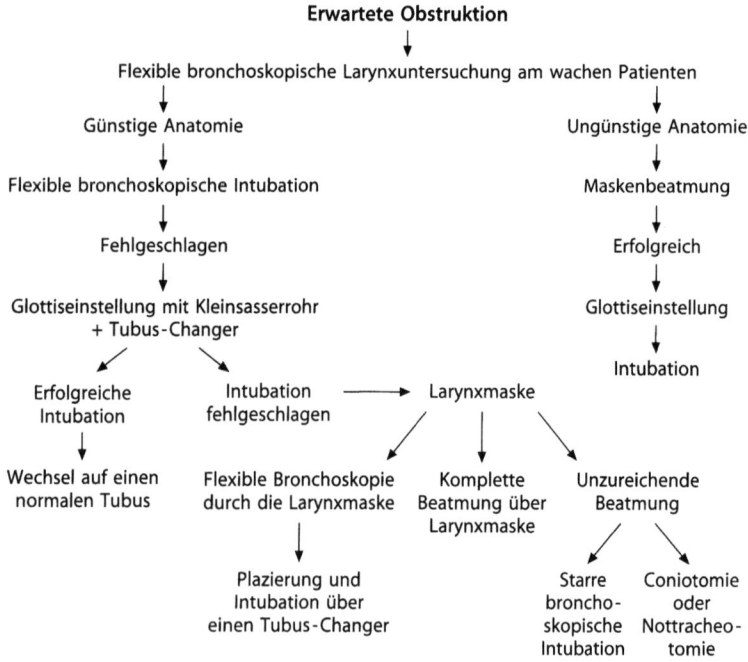

Abb. 1. Otorhinolaryngologische Vorgehensweise bei mangelhafter Beatmung aufgrund erwarteter Atemwegsobstruktion im Rahmen der Narkoseeinleitung.

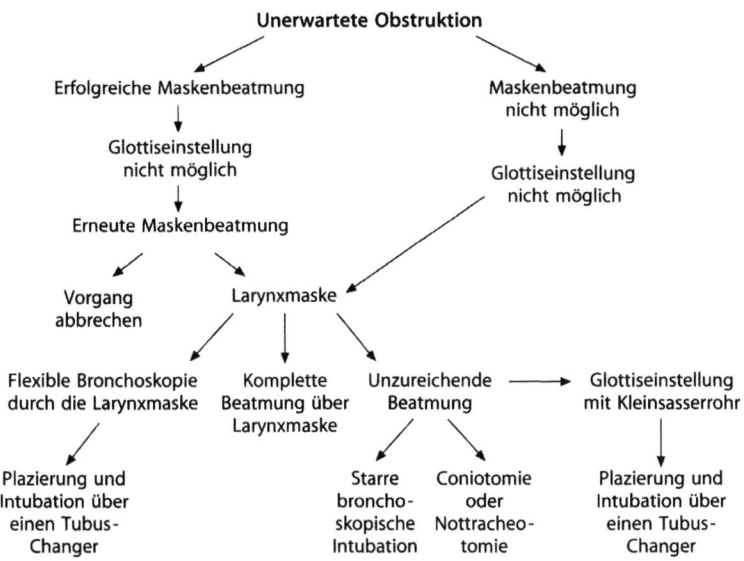

Abb. 2. Otorhinolaryngologische Vorgehensweise bei mangelhafter Beatmung aufgrund unerwarteter Atemwegsobstruktion im Rahmen der Narkoseeinleitung.

identifizieren. Ist dieses gelungen, so wird wie oben beschrieben die Intubation mit Hilfe des Tubus-Changers durchgeführt.

Führt auch diese Maßnahme nicht zum Erfolg, so sollte unter Maskenbeatmung eine Tracheotomie oder in Notfallsituationen auch eine Coniotomie erfolgen, um den Atemweg zu sichern. In den Abbildungen 1 und 2 ist anhand eines Flußdiagramms das Vorgehen bei erwarteter und unerwarteter Atemwegsobstruktion dargestellt.

Weiterführende Tipps
→ Tracheotomie; → Tracheaspickung.

Literatur
Sofferman RA, Johnson DL, Spencer RF (1997) Lost airway during anesthesia induction: Alternatives for management. Laryngoscope 107:1476–1481

Keloidprophylaxe

Ziel
Vermeidung von Keloiden nach operativen Eingriffen im HNO-Bereich.

Problem

Wenn die Neigung zu Keloidbildung familiär bekannt oder beim betreffenden Patienten erwiesen ist, wird man z. B. kosmetische Operationen wie Anthelixplastik oder offene Septorhinoplastik aufschieben bzw. erst nach Probeschnitt in Betracht ziehen (Epidermisprobeschnitt und Naht am Bauch oder Gesäß, Beobachtungsdauer mindestens 2 Jahre). Aber was tun, wenn eine Unfallwunde oder eine Bisswunde an Gesicht und Hals unverzüglich versorgt werden muss?

Lösung und Alternativen
Bei Durchsicht der diesbezüglichen Literatur in der Medline bis in die jüngste Zeit erfährt man – wie früher – von der Schwierigkeit, ein ausgebildetes Keloid dauerhaft zu beseitigen und von vielerlei Ratschlägen dazu (auch Mitosegifte). Um eine Keloidbildung a priori zu verhindern, gibt es nur wenig Rezepte. Davon scheidet manches für HNO-Begriffe ganz aus, so z. B. die von alters her empfohlenen Druckverbände – im Gesicht und auch retroaurikulär schlechterdings unbrauchbar – oder eine ionisierende Bestrahlung. Am überzeugendsten sind noch folgende Maßnahmen.

1. Unterspritzung der frischen Wundränder mit Triamcinolonacetonid-Kristallsuspension (z. B. Volon A®40-Kristallsuspension).
2. Wiederholte Injektion der o. g. Kortikoide in wöchentlichen Intervallen 2–5 Wochen lang, dann monatliche Injektion bis zu einem halben Jahr.

3. Begleitende Oberflächenbehandlung mit Salben/Creme-Derivaten der o. g. Kortikoide. Hier wäre auch eine Anti-Keloid-Salbenrezeptur in Erinnerung zu bringen:
   - Allylthiocarbamid. 5,0
   - Natr. salizylic. 3,0
   - Ung. Lanette ad 100,0 M. f. ung.
   - D.S. wochenlang millimeterdick auftragen
4. Unterstützende Prophylaxe mit nicht nekrotisierender Kryotherapie.

Kollabierender Gehörgang

Ziel
Klärung, ob ein kollabierender Gehörgang für eine im Tonaudiogramm erscheinende Differenz zwischen Knochen- und Luftleitung verantwortlich ist.

Problem

Findet sich im Tonschwellenaudiogramm eine Schallleitungsschwerhörigkeit, obwohl das Tympanogramm einen normalen Mittelohrdruck zeigt und die Stapediusreflexe seitengleich auslösbar und registrierbar sind, so muss neben einer Stapesschenkelfraktur auch ein Gehörgangskollaps bedacht werden.
Wird bei einem engen Gehörgangseingang oder einer abnormen Weichheit des Ohrmuschelknorpels der Kopfhörer auf die Ohrmuschel gesetzt, so wird der Tragus in den Gehörgang gedrückt, und es kommt im Rahmen der audiometrischen Untersuchung zu einem Gehörgangsverschluss mit im Tonaudiogramm fälschlicherweise erscheinender Schallleitungsstörung.

Lösung und Alternativen
Besteht bei einem Patienten mit unklarer Schallleitungsschwerhörigkeit der Verdacht auf einen kollabierenden Gehörgang, so wird der Gehör-

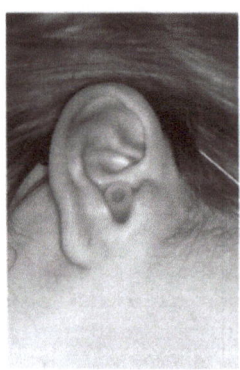

Abb. 1. Rechtes Ohr mit in situ befindlichem Silikonröhrchen zur Gehörgangsstabilisierung.

gang mit einem der Weite des Gehörgangseingangs angepassten Silikonröhrchen von ca. 1–1,5 cm Länge stabilisiert (Abb. 1) und die Bestimmung der Luftleitungsschwelle mit diesem Gehörgangsstabilisator wiederholt. Die so nun neu ermittelte Hörschwelle wird zusätzlich in das vorher benutzte Audiogrammformular mit dem Vermerk „stabilisierter Gehörgang" eingetragen.

Weiterführende Tipps
→ Stimmgabelprüfungen heute.

Lärmschwerhörigkeit, ärztliche Anzeige

Ziel

Eine durch Lärmarbeit bedingte Hörstörung wird messbar und macht eine Meldung an die entsprechende Berufsgenossenschaft (BG) notwendig (§ 5 der Berufskrankheitenverordnung-BeKV).

Problem

Wenn im Rahmen einer Arbeit im Lärm auch eine Lärmschwerhörigkeit medizinisch nachgewiesen, also messbar und damit wahrscheinlich wird, so bedeutet dies, dass ein Versicherungsfall (= regelwidriger Körperzustand) eingetreten ist.

Lösung und Alternativen

Hat ein Arzt bei einer versicherten Person den begründeten Verdacht auf eine berufliche Lärmschwerhörigkeit, so hat er dies dem zuständigen Träger der gesetzlichen Unfallversicherung oder der für den medizinischen Arbeitsschutz zuständigen Stelle auf dem vorgeschriebenen Formblatt unverzüglich anzuzeigen (§ 202 SGB VII). Der eingetretene Versicherungsfall an sich, nicht der Leistungsfall mit einem messbaren Grad der Minderung der Erwerbsfähigkeit (MdE), bedingt die ohrenärztliche Anzeige einer Berufskrankheit. Das Formblatt "ärztliche Anzeige über eine Berufskrankheit" (BK-Anzeige) kann kostenfrei z. B. von den Landesverbänden der gewerblichen Berufsgenossenschaften bezogen werden.

Der HNO-Arzt sollte jedoch einschätzen können, inwieweit ein versicherungsrechtlich relevanter Hörschaden eingetreten ist. Als Richtlinie für den HNO-Arzt sollten zwei der folgenden Bedingungen erfüllt sein:

1. Die Anamnese ergibt, dass der Betroffene auch tatsächlich im Lärm gearbeitet hat und in dieser Zeit die Schwerhörigkeit entstanden ist. Gehörschädigende Lärmeinwirkungen treten bei Tätigkeiten auf, bei denen der Beurteilungspegel 90 dB(A) erreicht oder überschreitet, bzw. bei Tätigkeiten, bei denen über eine Reihe von Jahren ein Beurteilungspegel von mindestens 85 dB(A) gegeben ist.
2. Die Schwerhörigkeit sollte wesentliche audiometrische Merkmale der Innenohrschwerhörigkeit durch Lärm aufweisen, also ein Überwiegen der Hochtonverluste (Absinken der Hörkurve für Knochen-

leitung im Hochtonbereich) und einen Nachweis eines Recruitmentäquivalentes als Zeichen des Haarzellschadens erlauben (z. B. positives Recruitment im Fowler-Test).
3. Eine Hörstörung ist versicherungsrechtlich im Allgemeinen erheblich, wenn das Tonaudiogramm einen Hörverlust von mehr als 40 dB bei 3 kHz auf dem besser hörenden Ohr aufweist.

Die „BK-Anzeige" soll alle zweckdienlichen Befundunterlagen enthalten wie z. B. Angaben zur Arbeits- und Krankheitsvorgeschichte, einen kurzen otoskopischen Befund und ein Tonschwellenaudiogramm (als Original oder als eindeutig lesbare Fotokopie und, sofern verfügbar, Kopien der letzten Untersuchungen nach Lärm II oder Lärm III). Die reine Mitteilung der Diagnose, vielleicht mit Hinweis auf ein Audiogramm, genügt nicht.

Weiterführende Tipps
→ Aggravation einer Schwerhörigkeit.

Literatur
Königsteiner Merkblatt (1996) Empfehlungen des Hauptverbandes der gewerblichen Berufsgenossenschaften für die Begutachtung der beruflichen Lärmschwerhörigkeit. 4. überarbeitete Aufl., Sankt Augustin

Feldmann H (1997) Das Gutachten des Hals-Nasen-Ohren-Arztes. 4. Auflage. Georg Thieme Verlag, Stuttgart New York

Plath P (1996) Anmerkungen zur Neuauflage des Königsteiner Merkblattes. HNO 44:431–439

Larynxsynechie

Ziel

Nach endolaryngealer Kehlkopfteilresektion bei Tumoren im Bereich des vorderen Stimmbandes oder der vorderen Kommissur, nach Kehlkopftrauma oder nach endoskopischer Abtragung in der vorderen Kommissur kann es im Rahmen der postoperativen Wundheilung zur narbigen Verwachsung im vorderen Bereich der Stimmbänder kommen. Dies führt einerseits zu besonders starker Heiserkeit und andererseits bei entsprechender Ausdehnung der Synechie zur Dyspnoe. Nach operativer Durchtrennung einer solchen Synechie ist es das Ziel, einer Rezidiv-Verwachsung vorzubeugen.

Problem

Die einfache Entfernung einer Synechie mit dem Scherchen oder dem Laser führt sehr häufig nach einigen Wochen zu einer erneuten Verwachsung im Bereich der vorderen Kommissur. Eine T-förmige Kunststoffplatte (Seiffert, Montgomery) kann nur im Rahmen einer von außen durchgeführten Thyreotomie eingebracht werden und ist daher nach einer endoskopischen Synechiedurchtrennung zur Rezidivprophylaxe nicht geeignet. Das Einbringen einer netzverstärkten Folie (nach Bangert), die mit einer durch den Knorpel gestochenen Haltenaht fixiert wird, kann wegen des nur punktförmig an der Folie angreifenden Fadens leicht verkippen und birgt darüber hinaus wegen der transkartilaginären Fadenführung die Gefahr einer Perichondritis.

Lösung und Alternativen

Aus einer 0,4 mm starken Silikonkautschukfolie (Silikontechnik Lothar Merz GmbH) wird eine zweischichtige „Fahne" von 13×18 mm Größe gefertigt. Die zwei Schichten werden so zusammengeklebt (Kleber: Elastosil E 126 transparent®, Wacker-Chemie), dass nur an der Umschlagkante ein für einen kräftigen Kunststofaden durchgängiger Kanal verbleibt. (Hilfsweise eignet sich auch handelsübliche Bürofolie von genügender Steifigkeit wie z. B. Lomacoll® ohne Klebvlies, sofern sie sich mit Pattex® – Innenseite etwas aufrauhen – dauerhaft und wasserfest kleben lässt.) Nach Einstellung der Glottis mit dem Kleinsasser-Rohr und unter Benutzung des Operationsmikroskopes wird eine Injektionskanüle (0,9×40) von außen streng in der Medianen durch das Lig. conicum und eine andere im Bereich der Incisura laryngis ins Larynxinnere gestochen. Anschließend wird jeweils ein Ende eines etwa 1 m langen, kräftigen Fadens (z. B. Ethibond Excel®) durch die Kanüle ins Larynxlumen vorgeschoben, mit einem Zängelchen gefasst und zum Mund herausgeleitet.

Nach Durchtrennung der Synechie wird die vorbereitete „Fahne" vor dem Mund auf ein Fadenende aufgefädelt. Nach dem Verknoten beider Fadenenden erfolgt durch äußeren Zug an der Fadenschlinge das Einbringen des Separators in die Glottis (Abb. 1), wobei sich durch kurzen Ruck der Knoten nach außen befördern lässt. Nach Lösung des Knotens

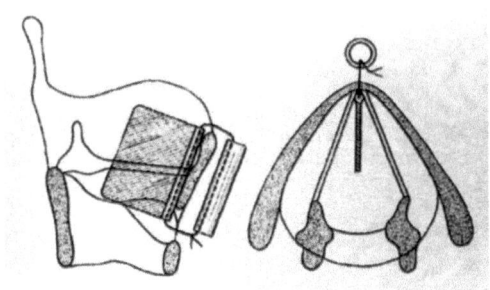

Abb. 1. „Fahne" aus Silikonfolie in situ mit äußerem Widerlager, schematisch im Sagittalschnitt (links) und im Querschnitt (rechts).

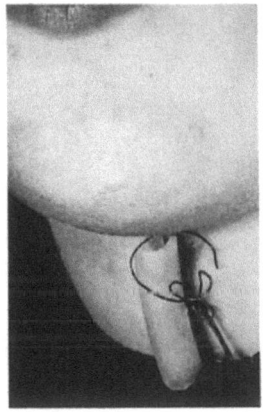

Abb. 2. Silikonrohr als äußeres Widerlager für den Separator im Kehlkopfinneren.

außen vor dem Kehlkopf und Abstreifen der Punktionskanülen werden die Fadenenden mehrmals gegenläufig durch ein Silikon-Röhrchen geführt und über diesem extralaryngealen Widerlager, welches in der Länge dem Separator im Kehlkopfinneren entspricht, verknüpft (Abb. 2). Die Enden des Silikonröhrchens sind abzustumpfen und ggf. gegen die prälaryngeale Haut zu polstern. Die lang erhaltenen Fadenenden gestatten es, den Separator bei eventueller Kontroll-Laryngoskopie wieder zum Munde herauszuziehen, nötigenfalls zu kürzen und mühelos zu reponieren. 4–5 Wochen postoperativ nach Abschluss der Wundheilung kann dann der Platzhalter in einer kurzen Narkose nach Durchtrennung der Haltenaht endoskopisch entfernt werden.

Weiterführende Tipps
→ Entlüftungsröhrchen.

Literatur
Naumann HH, Herberhold C, (1998) Chirurgie der malignen Tumoren des Larynx. In: Helms J, Herberhold C, Jahrsdoerfer RA. Kopf- und Hals-Chirurgie Bd. 3, Georg Thieme Verlag, Stuttgart New York, S. 153–154

Nessel E (1968) Ein Vorschlag zu vereinfachter Behandlung der Stimmlippensynechie. „HNO", Wegweiser für die fachärztliche Praxis 16 (9):284–287

Magensondenfixierung

Ziel
Sichere Fixierung einer transnasal gelegten Magensonde bei einem nicht-kooperativen Patienten.

Problem

Nach Laryngektomie, lateraler Pharyngektomie sowie nach größeren Oropharynxteilresektionen ist es notwendig, den Patienten für mehrere Tage über eine nasal eingeführte Magensonde zu ernähren. Während bei kooperativen Patienten meist eine Pflasterfixierung genügt, reicht diese beim kooperationsunfähigen Patienten (Alkoholentzugsdelirium, geistige Behinderung, Demenz) in der Regel nicht aus, um den Verbleib der Sonde zu garantieren.

Lösung und Alternativen

Vor der Sondeneinlage wird die Magensonde 40–50 cm vom kranialen Ende entfernt (2.–3. Makierungspunkt) mit einem 1 m langen festen Faden (Ethibond Excel®) so umknotet, dass dieser Haltefaden auf der Sonde nicht verrutschen kann und beide Enden des Fadens gleich lang sind (Abb. 1). **CAVE: Lumen nicht durch zu festes Knoten obturieren.** Beim Einführen der Sonde über ein Nasenloch in üblicher Weise

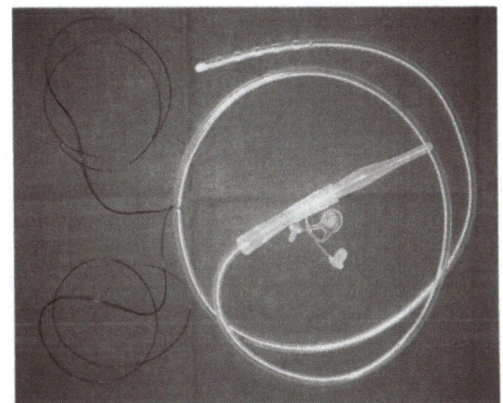

Abb. 1. Magensonde mit angeknotetem Ethibond Excel®-Faden.

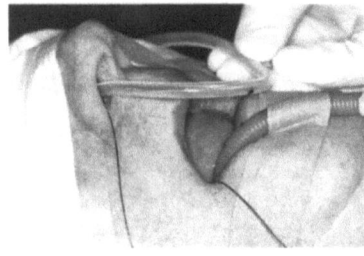

Abb. 2. Die Magensonde ist über das rechte Nasenloch eingeführt. Ein Fadenende bleibt außerhalb des rechten Nasenlochs, während das andere Ende aus dem Mund herausgezogen wird.

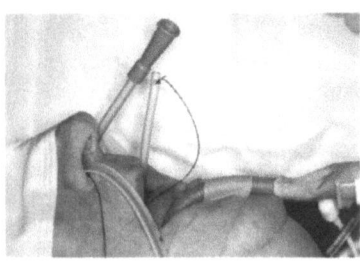

Abb. 3. Vor dem Mund wird das orale Fadenende an einen linksseitig transnasal eingeführten Absaugkatheter befestigt.

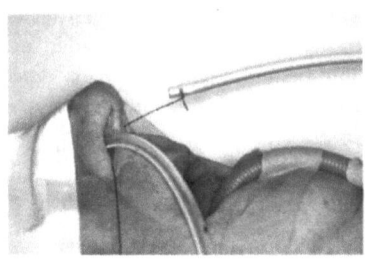

Abb. 4. Durch Zug am nasalen Ende des Absaugkatheters wird das zweite Fadenende aus dem linken Nasenloch herausgeleitet.

wird ein Fadenende außerhalb der Nase belassen, während das andere mit Hilfe eines McIntosh-Spatels und einer Magil-Zange aus dem Mund extrahiert wird (Abb. 2). Eine Absaugkatheter wird nun hilfsweise transnasal (Nasenseite ohne Faden) rachenwärts eingeführt und – wie auch das zweite Fadenende – zum Munde wieder herausgezogen. Nach Verknüpfung von Katheter und Faden vor dem Mund (Abb. 3) gelangt durch Zug am nasalen Ende des Absaugkatheters der Faden zum Nasenloch heraus (Abb. 4). Die ordnungsgemäße Lage der Magensonde wird durch Insufflation von Luft in den Magen mit einem Stethoskop auskultatorisch überprüft und durch Aspiration von Magensaft

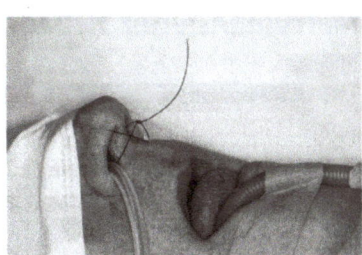

Abb. 5. Die beiden Fadenenden werden nun locker vor der Columella verknotet.

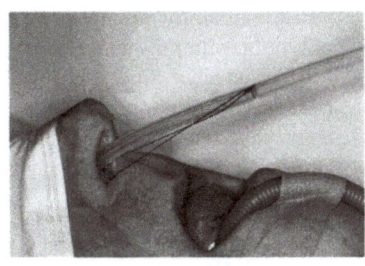

Abb. 6. Bei Zug an der Magensonde bleibt die Fadenschlinge dorsal am Vomer hängen, und eine Extraktion der Sonde ist nicht möglich.

verifiziert. Vor der Nase werden beide Fadenenden locker verknotet, ohne in irgendeiner Form Druck auf die Columella auszuüben (Abb. 5). Zieht der Patient an der Magensonde, so bleibt die Fadenschlinge dorsal am Vomer hängen, und eine Extraktion der Sonde durch den Patienten ist nicht möglich (Abb. 6). Zur Sondenentfernung wird der Faden einfach durchtrennt und die Magensonde anschließend aus der Nase herausgezogen.

Marcumarisierter Patient

Ziel
Schnellstmögliche Operation eines Patienten, der unter einer antikoagulativen Dauertherapie (z. B. Marcumar®) steht.

Problem

Gerät man in die Situation, dass ein Patient, der eine Dauertherapie mit blutgerinnungshemmenden Medikamenten bekommt, dringend z. B. wegen einer Abszedierung, Blutung oder gar wegen Luftnot operiert werden muss, so dauert es in der Regel 2–3 Tage, bis sich nach dem Absetzen von Marcumar® unter Vitamin K-Substitution der Quick-Wert in einem Bereich befindet (>60%), bei dem gefahrlos operiert werden kann.

Lösung und Alternativen

Nach Absetzen von Marcumar® kann innerhalb von 1 Stunde nach Gabe von PPSB-Konzentrat F-TIM 4/200/600 Immuno® (enthält Blutgerinnungsfaktoren II, VII, IX, X) der notwendige operative Eingriff durchgeführt werden. Die notwendige Menge an PPSB richtet sich nach der gewünschten Quickwert-Erhöhung und dem Körpergewicht des Patienten und lässt sich nach folgender Formel berechnen:

IE PPSB-Konzentrat = Ziel-Quickwert minus Ausgangs-Quickwert × kg Körpergewicht

Mit dieser Dosierung ist die plasmatische Gerinnung für 8–12 Stunden stabilisiert. Die ersten 500–1000 IE können als Bolus gegeben werden, danach dürfen nicht mehr als 25 IE/min appliziert werden, um thromboembolischen Komplikationen vorzubeugen. Eine halbe Stunde nach Gabe und 6 Stunden postoperativ ist eine Gerinnungskontrolle notwendig. Falls der Quick-Wert nicht im gewünschten Bereich liegt, ist erneut PPSB-Konzentrat (Menge nach der o. g. Formel berechnen) zu verabreichen.

Direkt nach der Operation muss jedoch bereits mit der Vollheparinisierung begonnen werden, um einer Thrombose bzw. Embolie vorzubeugen. Der PTT Wert sollte hierbei zwischen 60 und 80 liegen. Kommt es z. B. nach einer Abszess-Tonsillektomie in den 2–3 Tagen postoperativ, die notwendig sind, die eigenen Faktoren zu produzieren, zu einer Nachblutung, so kann erneut PPSB-Konzentrat verabreicht werden.

Weiterführende Tipps
→ Blutungszeit; → Peritonsillar-Abszess.

Literatur
Tindur G, Morsdorf S(1999) The use of prothrombin complex concentrates in the treatment of hemorrhages induced by oral anticoagulation. Thromb Res 15; 95 (4 Suppl 1):57–61

Mahris M, Graeves M, Phillips WS, Kitchen S, Rosendaal FR, Preston EF (1997) Emergency oral anticoagulant reversal: The relative efficacy of infusions of fresh frozen plasma and clotting factor concentrate on correction of the coagulopathy. Thromb Haemost 77:477–480

Meldepflichtige Erkrankungen und Erreger

Ziel

Der HNO-Arzt wird häufig mit Infektionskrankheiten konfrontiert, die zum Teil der Meldepflicht unterliegen.

Problem

Oft bestehen Unsicherheiten, welche Erkrankung unter welchen Umständen dem Gesundheitsamt gemeldet werden muss.

Lösung und Alternativen

Tabelle 1 gibt Aufschluss darüber, welche Infektionskrankheiten bei Verdacht, bei Erkrankung oder bei Todesfall der zuständigen Gesundheitsbehörde zu melden sind.

Die Meldung ist dem für den Aufenthalt des Betroffenen zuständigen Gesundheitsamt unverzüglich, spätestens innerhalb von 24 Stunden nach erlangter Kenntnis, zu erstatten. Darüber hinaus sind Verletzungen eines Menschen durch ein tollwutkrankes oder -verdächtiges Tier sowie die unmittelbare Berührung eines solchen Tieres oder Tierkadavers zu melden. Weiterhin sind seit dem 1.1.1990 dem Gesundheitsamt alle Erkrankungsfälle mitzuteilen, die auf „akute oder chronische Einwirkung gefährlicher Stoffe oder Zubereitungen zurückgehen oder bei denen ein solcher Zusammenhang vermutet wird".

Tabelle 1: Meldepflicht verschiedener Infektionskrankheiten bei Krankheitsverdacht, Erkrankung und Tod

Erkrankung	Meldung des Krankheitsverdachtes	Meldung der Erkrankung	Meldung des Todes
Akute Virushepatitis	Namentlich	Namentlich	Namentlich
Botulismus	Namentlich	Namentlich	Namentlich
Cholera	Namentlich	Namentlich	Namentlich
Diphtherie	Namentlich	Namentlich	Namentlich

Tabelle 1: Fortsetzung

Erkrankung	Meldung des Krankheitsverdachtes	Meldung der Erkrankung	Meldung des Todes
Enteropathisches hämolytisch-urämisches Syndrom (HUS)	Namentlich	Namentlich	Namentlich
Humane spongiforme Enzephalopathie	Namentlich	Namentlich	Namentlich
Lebensmittelvergiftung (mikrobiell)	Namentlich (ab 2 Fällen)	Namentlich	Namentlich
Masern	Namentlich	Namentlich	Namentlich
Meningokokken-Meningitis oder -Sepsis	Namentlich	Namentlich	Namentlich
Milzbrand	Namentlich	Namentlich	Namentlich
Nosokomiale Infektion	Nicht namentlich (gehäuftes Auftreten)		
Pest	Namentlich	Namentlich	Namentlich
Poliomyelitis	Namentlich (jede akute, nicht traumatische schlaffe Lähmung)	Namentlich	Namentlich
Tollwut	Namentlich	Namentlich	Namentlich
Tuberkulose		Namentlich	Namentlich
Typhus abdominalis/ Paratyphus	Namentlich	Namentlich	Namentlich
Virusbedingtes hämorrhagisches Fieber	Namentlich	Namentlich	Namentlich

- Krankheitsverdächtig: Eine Person, bei der Erscheinungen bestehen, welche das Vorliegen einer bestimmten übertragbaren Krankheit vermuten lassen
- Krank: Eine Person, die an einer übertragbaren Krankheit erkrankt ist.

126 Meldepflichtige Erkrankungen und Erreger

Tabelle 2: Meldepflicht bei direktem oder indirektem Erregernachweis

Erreger	Meldung des direkten oder indirekten Nachweises mit akuter Infektion	Besonderheiten
Adenoviren	Namentlich	direkter Nachweis im Konjunktivalabstrich
Bacillus anthracis	Namentlich	
Borellia recurrentis	Namentlich	
Brucella sp.	Namentlich	
Campylobacter sp., darmpathogen	Namentlich	
Chlamydia psittaci	Namentlich	
Clostridium botulinum oder Toxinnachweis	Namentlich	
Corynebacterium diphtheriae, Toxin bildend	Namentlich	
Coxiella burnetii	Namentlich	
Cryptosporidium parvum	Namentlich	
Ebolavirus	Namentlich	
Escherichia coli, enterohämorrhagische Stämme (EHEC)	Namentlich	
Escherichia coli, sonstige darmpathogene Stämme	Namentlich	
Francisella tularensis	Namentlich	
FSME-Virus	Namentlich	
Giardia lamblia	Namentlich	
Haemophilus influenza	Namentlich	direkter Nachweis in Liquor oder Blut

Tabelle 2: Fortsetzung

Erreger	Meldung des direkten oder indirekten Nachweises mit akuter Infektion	Besonderheiten
Hantaviren	Namentlich	
Hepatitis-Viren (A,B,C,D,E)	Namentlich	
Influenzaviren	Namentlich	direkter Nachweis
Lassavirus	Namentlich	
Legionella sp.	Namentlich	
Leptospira interrogans	Namentlich	
Listeria monocytogenes	Namentlich	direkter Nachweis aus normalerweise sterilen Körperflüssigkeiten und bei Neugeborenen
Marburgvirus	Namentlich	
Masernvirus	Namentlich	
Mycobacterium leprae	Namentlich	
Mycobacterium tuberculosis/ africanum/bovis	Namentlich	
Neisseria meningitidis	Namentlich	direkter Nachweis aus normalerweise sterilen Körperflüssigkeiten
Norwalk-ähnliches Virus	Namentlich	nur direkter Nachweis aus dem Stuhl
Poliovirus	Namentlich	
Rabiesvirus	Namentlich	

Tabelle 2: Fortsetzung

Erreger	Meldung des direkten oder indirekten Nachweises mit akuter Infektion	Besonderheiten
Rickettsia prowazekii	Namentlich	
Rotavirus	Namentlich	
Salmonella typhy/paratyphy	Namentlich	jeder direkte Nachweis
Salmonella sonstige	Namentlich	
Shigella sp.	Namentlich	
Trichinella spiralis	Namentlich	
Vibrio cholerae O 1 und O 139	Namentlich	
Yersinia enterocolitica, darmpathogen	Namentlich	
Yersinia pestis	Namentlich	
Andere Erreger hämorrhagischer Fieber	Namentlich	
Gelbfiebervirus	Namentlich	
Treponema pallidum	Nicht namentlich	
HIV	Nicht namentlich	
Echinococcus sp.	Nicht namentlich	
Plasmodium sp.	Nicht namentlich	
Rubellavirus	Nicht namentlich	nur bei konnataler Infektion
Toxoplasma gondii	Nicht namentlich	nur bei konnataler Infektion

Weiterführende Tipps
→ Infektiöser Patient.

Literatur
Seuchenneuordnungsgesetz vom 20. Juli 2000 Artikel 1 Abschnitt 3

Minimaler Eiswassertest

Ziel

Im Rahmen der interdisziplinären Schwindeldiagnostik ist aus HNO-ärztlicher Sicht eine Beurteilung der Funktion des horizontalen Bogengangs unabdingbar.

Problem

Während der konsiliarischen Untersuchungen innerhalb eines Klinikums ist es bei bettlägerigen Patienten kaum möglich, am Krankenbett die kalorische Erregbarkeit mittels der herkömmlichen kalorischen Prüfung (mit 50–100 ml 30 bzw. 44 °C temperiertem Wasser) zu überprüfen, obwohl sie für die Unterteilung in vestibulären und nicht-vestibulären Schwindel notwendig ist.

Lösung und Alternativen

Für eine orientierende Untersuchung bietet sich der von Kobrak 1923 erstmals beschriebene „minimale Eiswassertest" an. In eigenen, bisher unveröffentlichten Untersuchungen fanden wir eine hochsignifikante Korrelation zwischen der Warm-Kalt-Kalorik mit 44 bzw. 30 °C und dem Eiswassertest mit 1 ml bezüglich der Nystagmusfrequenz. Für die Durchführung des Eiswassertests werden nur ein Wasserglas mit 4 Eiswürfeln (auf jeder Krankenstation vorhanden), ein Ohrtrichter und eine Insulinspritze mit aufgesteckter Plastikkanüle (Braunüle) benötigt (Abb. 1). Nach ca. 10 min ist das Leitungswasser durch die Eiswürfel auf die gewünschte Temperatur von 4° Grad abgekühlt (Abb. 2). Mit der Insulinspritze werden 1 ml Eiswasser in den Gehör-

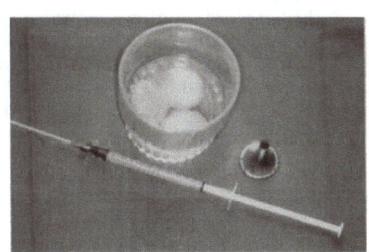

Abb. 1. „Ausrüstung" für den minimalen kalorischen Eiswassertest am Krankenbett.

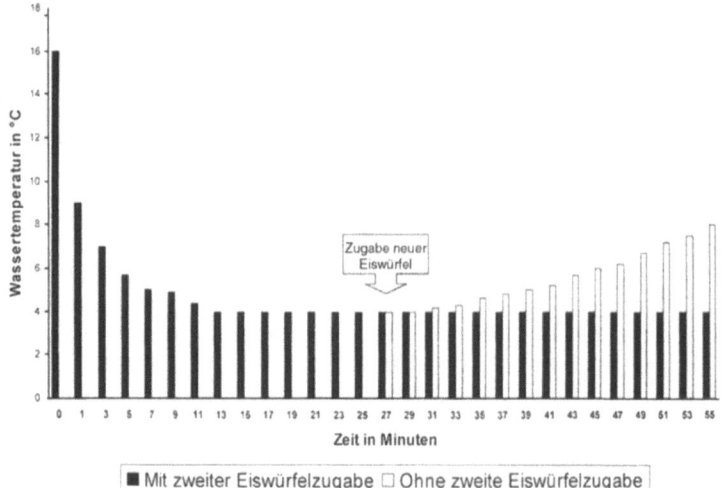

Abb. 2. Wassertemperatur in einem Glas mit Leitungswasser (150 ml) und 4 Eiswürfeln über einen Zeitraum von 55 Minuten für die zwei Teiluntersuchungen mit und ohne erneute Zugabe von Eiswürfeln nach 27 Minuten.

gang gegeben und mittels der Frenzelbrille die Nystagmusfrequenz innerhalb von 60 s ausgezählt.

Weiterführende Tipps
→ Vestibularisprüfung.

Literatur
Kobrak F (1923) Über kalorische Schwach- und Kurzreize und hierbei in Frage kommende Gesetzmäßigkeiten. Beitr Anat Physiol Pathol Ther Ohr Nas Hals 19:321–325

Linthicum FH, Waldorf R, Luxford WM, Caltogirone S (1988) Infrared video ENG recording of eye movements to evaluate the inferior vestibular nerve using the minimal caloric test. Otolaryngol Head Neck Surg 98:207–210

Nelson JR (1969) The minimal ice water caloric test. Neurology 19:577–585

Gernandt BE, Igarashi M, Ades H (1966) Effects of prolonged stimulation upon oculomotor, vestibulospinal, and segmental spinal activity. Exp Neurol 14:249

Mittelgesichtsfrakturen – Beurteilung durch Palpation

Ziel

Ausschluss oder Erkennen von Mittelgesichtsfrakturen durch geeignete „Handgriffe".

Problem

Manche der o. g. Traumafolgen sind bei der Erstuntersuchung leicht und deutlich durch bloßes Betasten zu erkennen, während die Standard-Rö-Bilder (z. B. Schädel a. p. und/oder Schädel seitlich) womöglich weniger oder gar nichts zur Darstellung bringen.

Lösung und Alternativen
Nasengerüst
Handteller auf die Stirn, Daumen und Zeigefinger auf die Processus frontales maxillae (wie beim rhinoplastischen Operieren). Die andere Hand fixiert das Kinn. Prüfung auf abnorme Beweglichkeit oder Krepitation (Abb. 1a). Bei frischer, grober Dislokation des Nasengerüstes zu einer Seite u. U. sofortige Reposition in die Mediane durch kräftigen stoßförmigen Druck (Daumen-auf-Daumen-Handgriff).

Nasenscheidewand
Anheben der Nasenspitze (Spekulum nicht unbedingt erforderlich) und auf evtl. Hämatompolster am vorderen Septum achten (Abb. 1b).

Orbitarahmen
Abtasten des scharfkantigen unteren und oberen Orbitarahmens auf eine Frakturstufe als Zeichen z. B. einer Jochbeinfraktur (Abb. 1c).

Wangensensibilität
Prüfung auf Anästhesie oder Parästhesie im Bereich des N. infraorbitalis (N. trigeminus II), so evtl. bei Blow-out-Frakturen durch Läsionen am Orbitaboden oder Foramen infraorbitale (als alleinige Traumafolge nur bedingte Operationsindikation) (Abb. 1d).

Bulbusbeweglichkeit

Prüfung der Blickfolge des Auges in alle Richtungen zum Ausschluss einer Diplopie (Doppelbilder). Bei der Blow-out-Fraktur ist meist die Bewegung des Bulbus nach oben eingeschränkt (unbedingte Operationsindikation) (Abb. 1e).

Kieferhöhlenvorderwand und Jochbein

Mit dem behandschuhten Finger enoral bds. die Kieferhöhlenvorderwand abtasten, danach in die Regio zygomatica vordringen und prüfen, ob die Fingerkuppe auf beiden Seiten gleich weit unter den Jochbogen gelangen kann. So lässt sich eine Jochbeinimpression viel leichter als bei Betastung von außen erkennen (Abb. 1f).

Oberkiefer

Zur Feststellung einer Oberkieferquerfraktur (LeFort I – III) genügt beim ansprechbaren Erwachsenen die Frage nach evtl. Veränderungen der Okklusion (bekanntlich stört schon ein Himbeerkörnchen zwischen den Zähnen die Okklusion spürbar). Beim Bewusstlosen und bei Kin-

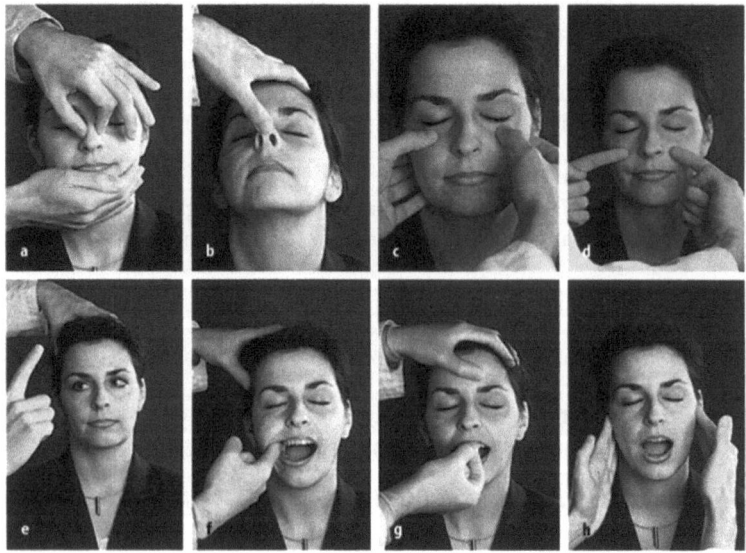

Abb. 1.a – h Palpatorische Beurteilung des Gesichtsschädels bei Verdacht auf Mittelgesichtsfraktur.

dern erfasst man die oberen Frontzähne bzw. den zahnlosen Alveolarfortsatz mit Daumen und Zeigefinger und achtet unter rüttelnden Bewegungen auf abnorme Beweglichkeit oder knirschendes Krepitieren (Abb. 1g), während die andere Hand zur Vermeidung von Ganzkopfbewegungen die Stirn fixiert.

Kiefergelenk

Gleichzeitiges Abtasten der Kiefergelenke mit beiden Händen, während der Patient den Mund weit öffnet und wieder fest zubeißt (Abb. 1 h). Man achte auf asymmetrische Gelenkmotilität, knackende oder ruckartig hakende Artikulationsbewegungen, womöglich unter heftigen Schmerzen, oder gar Kieferklemme (Mund lässt sich nicht öffnen) bzw. Kiefersperre (Mund lässt sich nicht schließen). Eine Gehörgangsinspektion ist unerlässlich.

Mittelohrimplantate im MRT

Ziel

MRT-Untersuchung eines Patienten, bei dem in der Vergangenheit im Rahmen einer Ohroperation Fremdmaterial implantiert wurde.

Problem

Bei modernen Kernspintomographen, die mit Magnetfeldern von bis zu 2 Tesla (1 Tesla = 10000 Gauss) arbeiten, wird auf ferromagnetische Objekte durch das im Vergleich zum Erdmagnetfeld (0,3 – 0,7 Gauss) vieltausendfach stärkere Magnetfeld des Kernspintomographen eine große Kraft ausgeübt. Will man nun bei einem Patienten ein MRT durchführen, bei dem sich anamnestische Hinweise auf eine früher durchgeführte Ohroperation mit Implantation von Fremdmaterial aus Metall (Stapes-Prothese, Bell-Prothese, Titan-Prothese, vergoldetes Paukenröhrchen, Cochlea-Implantat, implantierbares Hörgerät) ergeben, so ist vor der Untersuchung zu klären, ob dieses starke Magnetfeld eine Gefährdung (Dislokation, Erwärmung) für das Implantat darstellt.

Lösung und Alternativen

Im Rahmen der Stapesplastik werden seit vielen Jahren häufig Schuhknecht-Prothesen aus Bindegewebe und Stahldraht (5×0, Fa. Ethicon) bzw. industriegefertigte Platin-, Gold- oder Titan-Teflon-Prothesen benutzt. Der bei der Schuhknecht-Prothese benutzte Draht ist aufgrund seiner Legierung (AISI 316) fast nicht magnetisierbar, und die industriegefertigten Prothesen weisen im Vergleich eine noch geringere Magnetisierbarkeit auf.

Hüttenbrink und Große-Nobis konnten bei ihren experimentellen Untersuchungen zeigen, dass weder eine dieser Prothesen noch ein Tübinger Paukenröhrchen (Silber mit 20 µ Goldlegierung) in irgendeiner Form durch das Magnetfeld eines Kernspintomographen zu beeinflussen war.

Problematisch wird es erst, wenn, wie es in früheren Jahren besonders auch im angloamerikanischen Raum der Fall war, bei der Stapesplastik Material aus ferromagnetischen Legierungen (AISI 430, 442, 446) benutzt wurde. Bei diesen Materialien besteht im Rahmen der MRT-

Diagnostik sehr wohl die Gefahr der Prothesendislokation mit nachfolgender Innenohrschädigung, wie sie bereits 1973 von Marquet bei 2 Patienten beschrieben wurde. Es ist daher sinnvoll, bei Patienten, deren Stapesplastik mehrere Jahrzehnte zurückliegt, über die Möglichkeit dieser Komplikation im Rahmen der MRT-Untersuchung aufzuklären.
Darüber hinaus muss der Patient informiert werden, dass es bei bestimmten Kopfhaltungen während der kernspintomographischen Untersuchung zu einer Hörminderung von ca. 5 dB kommen kann. Diese beruht darauf, dass die Schwingungsfähigkeit der Prothese durch die Magnetfeldlinien beeinträchtigt ist. Wenn dieser Hörverlust auch nur gering ausgeprägt ist, so ist doch zu bedenken, dass bereits eine Hörminderung von 10 dB eine Halbierung der subjektiv empfundenen Lautheit bedeutet und somit vom Patienten deutlich bemerkt werden kann.
Applebaum und Valvassori testeten 21 gängige Mittelohr-Implantate sowie 2 Cochlea-Implantate bezüglich ihrer Eigenschaften im MRT. Sie fanden bei einem der 20 untersuchten Implantate (McGee platinum-stainless steel stapedectomy piston) magnetische Eigenschaften. Genauere Nachforschungen deckten eine Produktionsserie auf, bei der nicht wie gewöhnlich Stahl der Art 316 L (nicht ferromagnetisch), sondern eine andere Art (17Cr-4Ni) benutzt wurde, die ferromagnetische Eigenschaften hat.
Glücklicherweise sind fast alle heute gebräuchlichen Mittelohrimplantate aus nicht ferromagnetischem Material (Feingold, Titan, Platin, Teflon) hergestellt.
Die in Cochlea-Implantaten (Fa. Nucleus, Fa. Med-el) vorkommenden Metalle (Titan, Platin und Teflon) sind zwar nicht ferromagnetisch, jedoch fand sich bei dem Nucleus Mini 22-channel cochlear implant ein Magnet, der sehr wohl auf das Magnetfeld des MRT reagiert. Daher ist eine MRT-Untersuchung bei CI-Patienten mit diesem Modell genauso kontraindiziert wie bei Patienten mit implantierbaren Hörgeräten der Firma Symphonix, die mehrere Magneten enthalten.
Zusammengefasst besteht somit die Gefahr einer Implantatdislokation bei der oben beschriebenen Produktserie des McGee platinum-stainless steel stapedectomy piston, beim Nucleus Mini 22-channel cochlear implant und bei einigen implantierbaren Hörgeräten (z. B. der Fa. Symphonix). Daher sollten alle Patienten mit metallischen Mittelohrimplantaten auf die mögliche, wenn auch unwahrscheinliche Schädigung durch eine MRT-Untersuchung hingewiesen werden. Außerdem sollte

sich jeder Operateur über die ferromagnetischen Eigenschaften der von ihm benutzten Implantate informieren und diese im Operationsbericht vermerken, um eventuell später auftretende Fragen ohne großen Aufwand beantworten zu können.

Literatur

Applebaum EL, Valvassori GE (1991) Further studies on the effects of magnetic resonance imaging fields on the middle ear implants. Ann Otol Rhinol Laryngol 9:801–804

Hüttenbrink KB, Große-Nobis W (1987) Experimentelle Untersuchungen und theoretische Betrachtungen über das Verhalten von Stapes-Metall-Prothesen im Magnetfeld eines Kernspintomographen. Laryngo-Rhino-Otologie 66:127–130

Marquet J, Van Clamp KJ (1973) Topics in physics and middle ear surgery. Acta Otorhinolaryngol Belg 27:140–319

Schadel A, Kremer R (1989) Die Wechselwirkungen zwischen äußeren Magnetfeldern und metallischen Mittelohrimplantaten. HNO 37:315–319

Montgomery-Endothesen-Einlage

Ziel
Einlage einer Montgomery-Endothese aus Silikongummi zur Stabilisierung der Trachea.

Problem
Bei engen Verhältnissen und einem tiefen Tracheotomieschacht zwischen Cutis und Trachea ist es zwar möglich, den kaudalen Schenkel der Endothese zu platzieren, es gelingt jedoch nicht, den kranialen Schenkel in die Trachea einzuführen.

Lösung und Alternativen
Nach Entfernung der alten Endothese durch den 1. Operateur und temporärer Beatmung über die Tracheotomie mittels eines Woodbridge-Tubus wird eine starre Tracheoskopie durchgeführt. Hat sich die tracheale Pathologie nicht geändert, so wird der Larynx mit Hilfe eines Kleinsasser-Rohres vom 2. Operateur transoral eingestellt. Die neue Endothese wird entsprechend der alten zurechtgeschnitten. In diesem Zusammenhang ist es wichtig, den zurechtgeschnittenen Rand mit einer Nagelfeile abzurunden, da besonders an dieser Stelle durch mechanische Irritation gehäuft Granulationen entstehen. Durch den horizontalen, ventralen Schenkel der Endothese wird nun ein „grüner", flexibler Absaugkatheter mit seiner Spitze aus dem kranialen Schenkel herausgeleitet (Abb. 1). Anschließend wird der Katheter über die Tracheotomie in die Trachea eingeführt und vom 2. Operateur mit einem Hechtmaulzängelchen gefasst und translaryngeal aus dem Mund herausge-

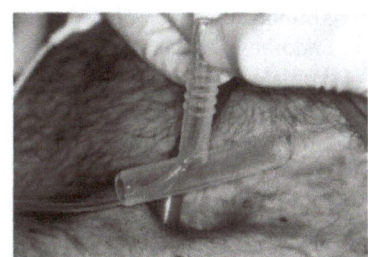

Abb. 1. Durch den horizontalen, ventralen Schenkel der Endothese wird ein flexibler Absaugkatheter mit seiner Spitze aus dem kranialen Schenkel herausgeleitet.

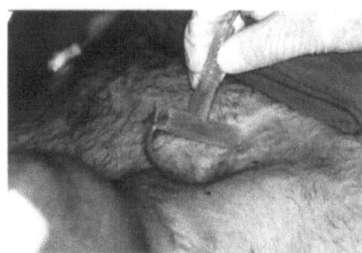

Abb. 2. Der Katheter wird über die Tracheotomie in die Trachea eingeführt und translaryngeal aus dem Mund herausgeleitet.

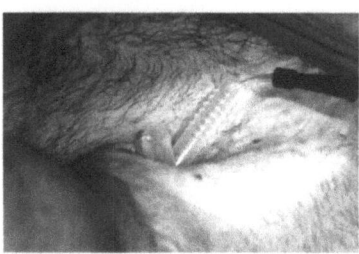

Abb. 3. Platzierung des kaudalen Endothesenschenkels in der Trachea.

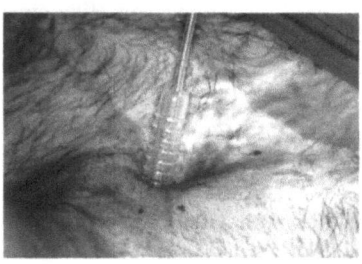

Abb. 4. Durch Zug am oralen Ende des Absaugkatheters wird der kraniale Schenkel in die Trachea eingezogen.

führt (Abb. 2). Nach Platzierung des kaudalen Endothesenschenkels in der Trachea (Abb. 3) zieht der 2. Operateur an dem oralen Ende des Absaugkatheters, wobei der Saugeransatz am ventralen Schenkel der Endothese hängenbleibt und so unter Mithilfe vom 1. Operateur der kraniale Schenkel in die Trachea eingezogen wird (Abb. 4).

Eine weniger elegante Methode besteht darin, einen Faden am oberen Schenkel der Endothese zu fixieren und damit den Stent in gleicher Weise wie oben beschrieben in die Trachea einzuziehen (Faden kann aus der zweiten Endothese ausreißen).

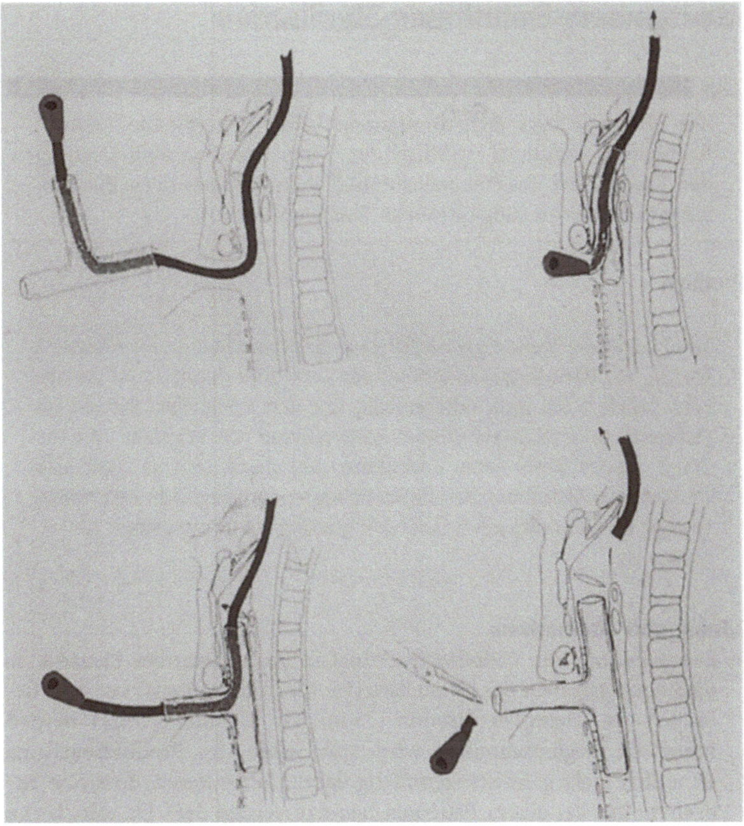

Abb. 5. Schematische Darstellung der Vorgehensweise.

Weiterführende Tipps
→ Montgomery-Endothesen-Sterilisation.

Literatur
Sichel JY, Eliashar R, Dano I, Braverman I (1998) Insertion of a Montgomery T-tube. Laryngoscope 108 (7):1107–1108
Verneuil A, Berke G (1999) Improved method of insertion a Montogmery T-Tube. Laryngoscope 109 (8): 1351–1353

Montgomery-Endothesen-Sterilisation

Ziel

Der Silikon-T-Tube nach Montgomery (Montgomery-Safe-T-Tube®, Fa. Medical Products) ist Mittel der ersten Wahl zur Stabilisierung der Trachea bei Tracheomalazie und beim konservativen Behandlungsversuch von subglottischen Trachealstenosen.

Problem

Die Endothese muss regelmäßig gewechselt werden, da sie einerseits häufig mit Pseudomonas aeruginosa und/oder Staphylococcus aureus infiziert ist, und andererseits, um den trachealen Befund im Rahmen einer Tracheoskopie kontrollieren zu können. Mit ca. 200 € ist der Preis einer Endothese sehr hoch, und es stellt sich im Rahmen ökonomischer Betrachtungen die Frage, ob eine mehrmalige Verwendung aus mikrobiologischen Gesichtspunkten zu vertreten ist.

Lösung und Alternativen

Die Lieferung der Endothesen erfolgt in unsterilisiertem Zustand, so dass nach Angaben des Herstellers (Fa. Medical Products) vor dem Gebrauch eine Dampfsterilisation (3 min, 118 °C) durchgeführt werden muss. Im Begleitschreiben wird von Seiten der Produktionsfirma sicherlich nicht ganz uneigennützig darauf hingewiesen, dass eine Endothese nur bei einem Patienten benutzt werden darf. Da jedoch von mehrmaliger Verwendung beim gleichen Patienten nicht abgeraten wird, haben wir 6 Endothesen von 3 Patienten nach 3 monatigem Gebrauch gereinigt und nach den oben genannten Vorgaben erneut sterilisiert.

Eine anschließend durchgeführte mikrobiologische Analyse der jeweils in vier Abschnitte aufgeteilten Endothesen ergab in keinem der 24 (6 × 4) untersuchten Silikonstücke ein Keimwachstum (bisher unveröffentlichte Ergebnisse). Somit ist zumindest ein zweiter Gebrauch beim gleichen Patienten gerechtfertigt, und die Kosten für einen Patienten lassen sich um die Hälfte reduzieren. Bei der Resterilisation sind die generellen Anforderungen an die Aufbereitung von Medizinprodukten zu beachten (Bekanntmachungen des ehem. BGA durch die Kommission für Krankenhaushygiene und Infektionsprävention (Bundesgesetzblatt 12/92).

Weiterführende Tipps
→ Montgomery-Endothesen-Einlage.

Literatur
Korpela A, Aarnio P, Sariola H, Törmälä P, Harjula A (1998) Comparison of tissue reactions in the tracheal mucosa surrounding a biosorbable and silicon stent. Ann Thorac Surg 66:1772–1776

Noppen M, Piérard D, Meysman M, Claes I, Vincken W (1999) Bacterial colonization of central airways after stenting. Am J Respir Crit Care Med 160:672–676

Mundbodenphlegmone

Ziel

Sachgemäße Behandlung der lebensbedrohlichen Mundbodenphlegmone

Problem

Zungen- oder Mundbodenabszesse, meistens einseitig und durch eingespießte Gräten oder kleine Knochensplitter verursacht, bleiben in der Regel oberflächlich. Durch begrenzte Inzision neben antibiotischer Therapie ist in Intubationsnarkose und Tracheotomiebereitschaft heutzutage auch der Zungengrundabszess von enoral beherrschbar. Lebensgefahr ergibt sich unter solchen Kautelen kaum noch.
Die Mundbodenphlegmone dagegen, eine 1838 vom Stuttgarter Arzt W. F. von Ludwig beschriebene phlegmonöse Erkrankung, waren in vorantibiotischer Zeit wohl eine der gefürchtetsten Akutinfektionen unseres Faches. Nur eine sachgemäße operative Drainage und Wundpflege konnten und können die beträchtliche Lebensgefahr abwenden, heutzutage selbstverständlich auch mit maximalem antibitotischem Einsatz.

Lösung und Alternativen

Von der wirksamsten, verhältnismäßig risikoarmen Operationstechnik bei diffuser beidseitiger Ausbreitung dieser Phlegmone (Abb. 1) – so selten wie sie geworden sein mag – ist in den neueren Operationslehren und -manualen nicht mehr viel zu lesen oder zu sehen.

Ätiologie

Anders als bei Zungen-Mundbodenabszessen beschränkt sich die Ursache der Angina Ludovici letztlich auf zweierlei:
1. Die phlegmonöse Infektausbreitung von einem Prämolaren, seltener Molaren (odontogen) in die sog. Sublingualloge (s. u.).
2. Die phlegmonöse Infektausbreitung von der Gl. submandibularis, gewöhnlich bei chronischer, rezidivierender Sialadenitis/-lithiasis (sialogen) in die Submandibularloge.

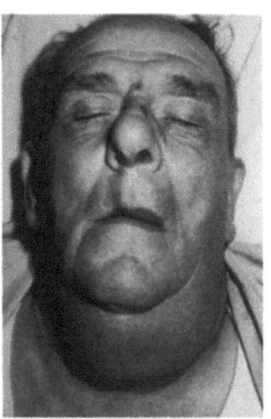 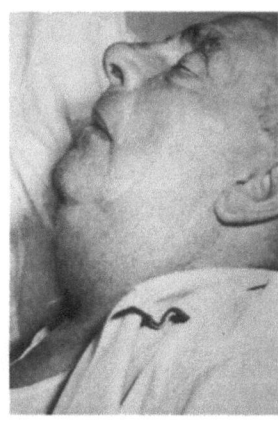

Abb. 1. Patient mit diffuser zervikaler Weichteilschwellung bei Mundbodenphlegmone.

Diagnose

Unter hohem Fieber und starken anginösen Schmerzen bis zu gänzlicher Schluck- und Sprechunfähigkeit kommt es zu einer brettharten Infiltration des Mundbodens und der Submentalregion. Das „verstrichene Doppelkinn" ist wenig gerötet, ohne Fluktuation oder erkennbare Durchbruchsmarkierung, anders als bei einer Abszedierung. Am eindrucksvollsten ist die hochgewölbte, die Mundhöhle wie ein ödematöser Kloß ausfüllende Zunge. Beginnende Kieferklemme und Luftnot machen das Bild alarmierend.

Ohne operative Intervention kann die Erkrankung trotz systemischer Therapie mit Breitbandantibiotika letal enden: Ausbreitung ins Mediastinum, nekrotisierende Fasziitis, Sepsis, Larynxeingangsödem – das alles besonders bei marastischen Patienten oder allgemeiner Immunschwäche.

Operative Behandlung

Hautschnitt bogenförmig im Schatten der Mandibel (sog. Haifischmaul-Schnitt wie bei Exstirpation einer Dermoidcyste von außen) (Abb. 2). Abpräparation des Hautlappens unter Erhaltung des Platysmas. Weiteres Vorgehen streng in der Mittellinie: Stumpfe Teilung des M. mylohyoideus, von der Medianen aus stumpfe Eröffnung der Submandibularloge nach beiden Seiten mit dem Finger, einer Korn-

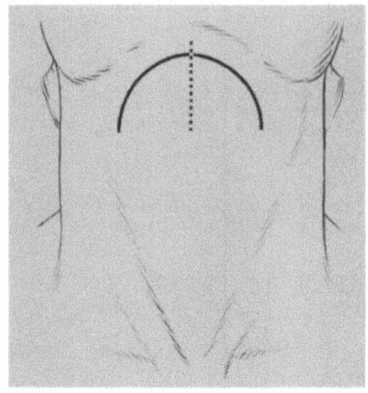

Abb. 2. Schnittführung (durchgezogene Linie) und Präparationsebene (gestrichelte Linie).

zange oder – optimal – mit einem stumpfen Präpariersauger (vom Mediastinoskopie-Besteck). Ebensolche Eröffnung beider Sublinguallogen oberhalb der Ebene des M.mylohyoideus. Drainage der so eröffneten vier Logen mit vier Easy-flow-Laschen. Tracheotomie falls erforderlich. Offene Wundbehandlung mit täglichem Spülen (Rivanol®, Betaisodona®). Parenterale Ernährung.

CAVE: Der laterale Zugang in die genannten Logen von den Halsseiten her ist wegen der anatomischen Orientierungsschwierigkeiten in den phlegmonösen Weichteilen und der Gefahr schwerer Blutungen hochriskant.

Mundtrockenheit

Ziel
Linderung der den Patienten sehr belastenden Xerostomie nach Radiatio.

Problem
Sehr häufig klagen Patienten nach Bestrahlung von Malignomen im Kopf-Hals-Bereich über eine quälende Mundtrockenheit, ausgelöst durch die radiogene Schädigung der Speicheldrüsen. Es gibt zwar Versuche, die Speicheldrüsen während der Radiatio durch Gabe bestimmter Substanzen (Amifostine oder Troxerutin) zu schützen, jedoch steht hier der durchschlagende Erfolg noch aus. Neben der Beeinträchtigung der Lebensqualität begünstigt die Xerostomie orale Infektionen und führt darüber hinaus zur Demineralisation der Zähne.

Lösung und Alternativen
Neben dem Trinken von viel Flüssigkeit und dem Lutschen von Emser® Pastillen ohne Menthol oder Bonbons (**CAVE: Ätherische Öle machen auf die Dauer die Schleimhäute noch trockener**) werden von der Industrie Speichelersatzpräparate (Glandosane®, Saliva medac Spraylösung®) angeboten, die jedoch nicht bei allen Patienten Akzeptanz finden. Weiterhin wurde in Einzelfällen auch über den Erfolg von Akupunktur berichtet.

Eine gute Möglichkeit, die postradiogene Mundtrockenheit positiv zu beeinflussen, ist die Mundspülung mit einer Pilocarpin-Lösung. Patienten bevorzugen hierbei Pilocarpin-Augentropfen (Pilomann 1% EDO Augentropfen®), die eigentlich zur Behandlung des Engwinkel-Glaukoms eingesetzt werden. Ein ml enthält 10 mg Pilocarpin-HCl, und es sollten bei Bedarf bis zu 3× tgl. 4 Tropfen in ein Glas Wasser gegeben und mit dieser Lösung der Mund ausgespült werden.

Weiterführende Tipps
→ Zungenbrennen; → Palliativtherapie bei inkurablen Tumoren.

Literatur

Blom M, Dawidson I, Angmar-Mansson B (1993) Acupuncture treatment of xerostomia caused by irradiation of the head and neck region: case reports. J Oral Rehabil Sep 20 (5):491–494

Grotz KA, Henneicke-von Zepelin HH, Kohnen R, al-Nawas B, Bockisch A, Kutzner J, Wustenberg P, Naser-Hijazi B, Belz GG, Wagner W (1999) Prospective double-blind study of prophylaxis of radioxerostomia with Coumarin/Troxerutine in patients with head and neck cancer. Strahlenther Onkol Aug 175 (8):397–403; discussion 404

Niedermeier W, Matthaeus C, Meyer C, Staar S, Muller RP, Schulze HJ (1998) Radiation-induced hyposalivation and its treatment with oral pilocarpine. Oral Surg Oral Med Oral Pathol Oral Radiol Endod Nov 86 (5):541–549

Nusair S, Rubinow A (1999) The use of oral pilocarpine in xerostomia and Sjögren's syndrome. Semin Arthritis Rheum Jun 28 (6):360–367

Schultze J, Kimmig B (1999) Outcome of primary combined radio-chemotherapy in head and neck tumors with simultaneous salivary gland protection by amifostine. Strahlenther Onkol Nov 175 Suppl 4:13–17

Rode M, Smid L, Budihna M, Soba E, Rode M, Gaspersic D (1999) The effect of pilocarpine and biperiden on salivary secretion during and after radiotherapy in head and neck cancer patients. Int J Radiat Oncol Biol Phys Sep 1; 45 (2):373–378

Nasenklappen-Stabilisator

Ziel
Einfache und effektive temporäre Erweiterung einer engen Nasenklappe.

Problem

Für diesbezüglich betroffene Patienten gibt es operative Abhilfe sowie nach Abdruck gefertigte oder von verschiedenen Herstellern lieferbare Dilatatoren, die besonders während des Schlafens die Naseneingänge weit genug offenhalten sollen. Das Operieren von zu engen Nares ist nicht immer dauerhaft erfolgreich, die käuflichen oder nach Maß gefertigten Dilatatoren sind teuer und von begrenzter Haltbarkeit.

Lösung und Alternativen
Immediate-Alternative

Was in dem renommierten Journal „Laryngoscope" für eine Veröffentlichung gut genug war, kann auch hier ein mitteilenswerter Tipp sein. Wie den o. g. Autoren ist auch uns ein Patient begegnet, der sich mit einem einfachen und sozusagen kostenlosen Mittel zu helfen gewusst hatte und gänzlich zufrieden war. Er benutzte dabei eine zurechtgebogene Büroklammer (Abb. 1)!

Eine rundbogige, möglichst plastiküberzogene Büroklammer wird auf die in Abb. 2 dargestellte Weise zurechtgebogen.

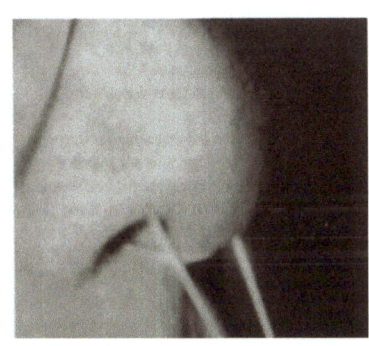

Abb. 1. Aus einer Büroklammer gefertigter Naseneingangs-Dilatator in situ.

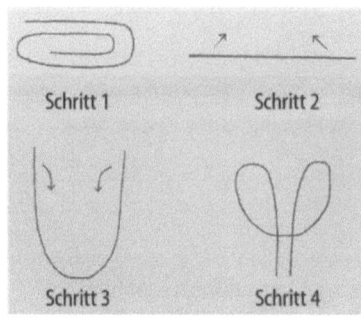

Abb. 2. Zurechtbiegen einer Büroklammer zu einem Naseneingangs-Dilatator.

Als gelegentliche Hilfe oder auch als vorübergehender Notbehelf z. B. bei akuter Rhinitis hat dieses Primitivmittel den Vorteil, dass es individuell beliebig zurecht geformt und an den zu den Nasenlöchern herausstehenden Enden gekürzt werden kann, bis es ohne Druckauswirkung und gefahrlos getragen werden kann.

Literatur
Cheng D, Iriarte C (1998) The paper clip nasal dilatator. Laryngoscope 108:1247–1248

Nasenrachenraum-Diagnostik bei Kindern

Ziel
Kindgerechte HNO-Untersuchung.

Problem

Das Erkennen oder Ausschließen einer hyperplastischen Rachenmandel ist das häufigste Bestreben bei der Nasenrachenuntersuchung eines Kindes. Die klassische Postrhinoskopie mit Spiegelchen und Zungenspatel gelingt bei den kleinen Patienten so selten, dass man es gar nicht erst versuchen sollte. Aber auch die statt dessen empfohlene transnasale oder retrovelare Endoskopie mit starren oder flexiblen Optiken wirkt schon bei der bloßen Annäherung auf die meisten Kleinkinder höchst abschreckend.

Der rabiate Unsinn gar, den kindlichen Nasenrachen nötigenfalls mit dem Finger auszutasten, kommt bis auf den heutigen Tag noch immer in Lehrbüchern und wohl auch in praxi vor. Bei den Beschreibungen dazu wird weniger an die Quälerei des Kindes als an die Unversehrtheit des Untersuchers gedacht: Damit das Kind – verständlicherweise – nicht auf den tastenden Finger beißt, soll man einen Gitterspatel hochkant zwischen die Molaren stellen oder dem kleinen Patienten die eigenen Wangenweichteile zwischen die Zähne drücken.

Lösung und Alternativen

Bei Kleinkindern hilft vielfach ein Trick, der für alle Art HNO-Untersuchungen gut ist, wenn er auch etwas mehr Zeit kostet: Schon beim ersten Untersuchen gelingt oft alles, wenn man zuerst alles an der Mutter, dem Vater, der Begleitperson – kurz der Vertrauensperson des Kindes – vormacht, nicht nur andeutungsweise, sondern realistisch. Und selbst ein misstrauisches Kind, indem es neugierig zuschaut, hat danach manchmal das Verlangen, nun ebenso untersucht zu werden. Das Mitguckenlassen durch den Beobachtungstubus am Ohrmikroskop – zunächst das Kind, dann die Vertrauensperson – kann Wunder wirken. Zurück zur Nasenrachenuntersuchung: Das Palpieren eines Epipharynxbefundes sollte nur noch bei Jugendlichen und nach verständlicher Absprache mit ihnen in Betracht kommen, z. B. bei Verdacht auf juveniles Nasenrachenfibrom (Konsistenz?) oder auf Choanalpolyp (gestielt?), evtl. nach anästhesierenden Sprays.

Für die Diagnose Rachenmandelhyperplasie und die Indikation Adenotomie und ggf. Paukendrainage genügen dem Routinier allemal die Begleitsymptome wie Rhinitis, Mundatmung, Tympanogrammbefund und die Tastbarkeit der charakteristischen, perlschnurartig vergrößerten nuchalen Lymphknoten (Lymphonodi cervicales superfaciales laterales), die für Veränderungen im Epipharynx geradezu pathognomonisch sind (analog der Metastasierung des Nasenrachen-Karzinoms). Auch die Pädiater begnügen sich von jeher mit dem behutsamen Griff an die nuchalen Halspartien ihrer kleinen Patienten, wenn es um „Polypen" geht.

Nasenseptumfixierung

Ziel
Sichere Fixierung des in die Columellatasche eingebrachten Septums sowie dessen postoperative Fixierung.

Problem

Häufig rutscht ein am Ende einer Septumplastik gute Protektion bietendes Septum wieder ab, so dass die Nasenspitze absinkt oder der Septumknorpel nach einer Seite subluxiert.

Lösung und Alternativen

Hat man den Septumknorpel durch horizontale und vertikale Chondrotomie mobilisiert oder im Rahmen einer Austauschplastik Knorpel von dorsal nach ventral geholt, dann muss mit einer Alar-Schere eine ausreichend tiefe Columellatasche gebildet werden. Durch den Nasendom (obere Pilotnaht) und von der Columellabasis (untere Pilotnaht) wird nun von außen jeweils eine „Schlittschuhnaht" in die Columellatasche eingestochen, oben bzw. unten durch den Knorpel geführt sowie anschließend wieder parallel zum Einstich ausgestochen (Abb. 1). Mit diesen beiden Nähten kann nun der Knorpel durch Zug in die Columellatasche eingezogen werden, und es wird so die gewünschte Anhebung der Nasenspitze erreicht. Der Knorpel wird nun mit einer „Achternaht" auf der Spina nasalis anterior fixiert (daher während der Septumpräparation die Spina nie ganz von Gewebe befreien), während die Pilotfäden weiter unter Zug gehalten werden.

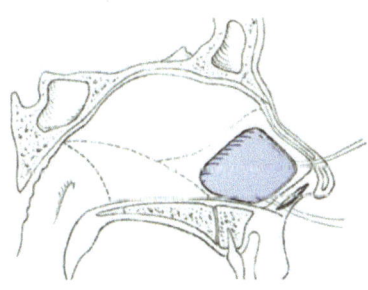

Abb. 1. Obere und untere Pilotnaht zum Einziehen des Septums in die zuvor gebildete Columellatasche.

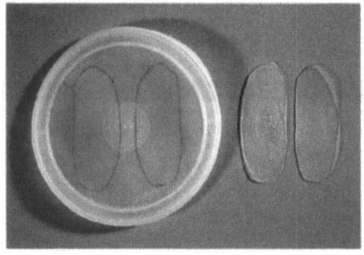

Abb. 2. Kaffeedosendeckel und daraus gefertigte Septumfolien.

Der Hemitransfixionsschnitt wird nun mit den Resten der Schlittschuhnaht so verschlossen, dass der Knorpel und die gegenseitige Schleimhaut im Sinne einer Matratzennaht mitgefasst werden.

Zur Stabilisierung des Septumknorpels kann man beidseitig Silikonfolien einbringen, die mit einer transseptalen Naht fixiert werden. Da diese Folien im medizinischen Fachhandel recht teuer sind, eignet sich das Material eines dampfsterilisierten Kaffedosendeckels (Abb. 2) hervorragend zur preiswerten Folienherstellung. Erst nach Fixierung der Folien werden die Pilotnähte entfernt.

Postoperativ reicht in der Regel die Einlage einer Schwalbenschwanztamponade (Abb. 3), die, da selbst hergestellt, wesentlich billiger ist als ein gekaufter Rhinotamp®. Darüber hinaus drückt der Salbenstreifen im Gegensatz zu Rhinotamps® nach durchgeführter Osteotomie bei einer Septorhinoplastik das Nasengerüst nicht wieder auseinander.

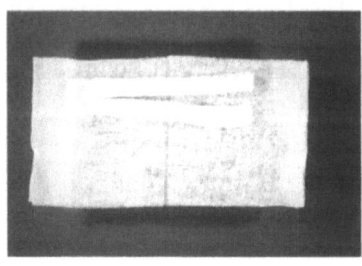

Abb. 3. Partiell aufgeschnittener Aureomycin®-Salbenstreifen (sog. Schwalbenschwanz-Tamponade).

Nasentropfen

Ziel

Abschwellende Nasentropfen gehören zu den meistbenutzten Medikamenten im HNO-Bereich. Es werden zwei Gruppen unterschieden: Imidazolin-Derivate (z. B. Xylometazolin, Oxymetazolin), die auf a_1 und a_2 Adrenorezeptoren wirken, und Abkömmlinge des Phenylethylamins (Ephedrin, Phenylephrin, Phenylpropanolamin), die ausschließlich an a_1 Adrenorezeptoren binden.

Problem

Wenig bekannt, jedoch von einem der Autoren selbst 2mal beobachtet, ist eine durch Nasentropfen-Intoxikation bei Säuglingen hervorgerufene Somnolenz. Da die Kinder meist im Rahmen eines Infektes abschwellende Nasentropfen verabreicht bekommen und in dieser Situation differtentialdiagnostisch auch eine Enzephalitis mit gleicher Bewusstseinslage in Betracht kommt, ist es wichtig, diese glücklicherweise rasch reversible Intoxikations-Symptomatik zu kennen. Bedenken bezüglich anderer Nebenwirkungen wie evtl. Blutdruckerhöhungen, Sicca-Syndrom oder hyperfunktionelle Rhinitis sind speziell beim Kleinstkind ohne Bedeutung.

Lösung und Alternativen

Bei Kleinstkindern ist die Applikation von Nasentropfen streng zu handhaben. Für Kinder unter 2 Jahren werden 0,025%ige Lösungen angeboten. Hiervon sollten am liegenden Kind bis zu 3mal tgl. 1–2 Tropfen in jedes Nasenloch gegeben werden. Die Pflegeperson muss instruiert werden, durch Mitzählen die Dosierung genau einzuhalten. Im Allgemeinen eignen sich Tropfen wegen der exakteren Dosierungsmöglichkeit für Kinder wesentlich besser als Nasenspray. Um einer Intoxikation gänzlich vorzubeugen, reicht es in der Regel bei Säuglingen auch aus, mehrmals täglich physiologische Kochsalzlösung zur Sekretverflüssigung in beide Nasenlöcher zu träufeln.

Ohrentropfenanwendung

Ziel
Optimal wirksame, lokale Tropfenbehandlung bei Otitis externa sive media.

Problem

Die Packzettel von Ohrentropfen benügen sich gewöhnlich mit einer Anwendungsempfehlung wie z. B. „2–3mal tgl. 2–3 Tropfen in den Gehörgang einträufeln". Dabei wird kaum bedacht, dass mancher äußere Gehörgang sehr eng oder gewinkelt oder sogar kollabiert ist. Zur Therapie einer chronischen Otitis media, also bei offener Pauke, gelangen die wenigen Tropfen oft genug gar nicht ins Mittelohr. Weil so viele antibiotische Otologika nicht mehr verfügbar sind, wird immer öfter auf wirkstoffgleiche Augentropfen ausgewichen (vgl. → Otitisbehandlung, topische). Dann bleibt der Patient u. U. ohne jegliche Applikationsempfehlung.

Lösung und Alternativen

Dem Patienten sollte tunlichst jemand beim Einträufeln helfen. Denn er sollte den Kopf weit zur Seite bzw. alternierend neigen oder, besser noch, auf der Seite liegen. Die Hilfsperson träufelt die Tropfen abgezählt in den Gehörgang und drückt dann mehrmals gleichsam pumpend auf den Tragus; bei Mittelohrbehandlungen und Trommelfellperforation so lange, bis der Patient möglichst den meist bitteren Beigeschmack des Medikamentes im Rachen schmeckt. So hat man die Gewähr, dass das Therapeutikum die Pauke benetzt hat und sogar durch die Ohrtrompete gesichert ist. Das Nachblasen mit dem Politzer-Ballon nach der Einträufelung halten wir für bedenklich (vgl. → Fistelsymptom). Viele Ohren- oder Augentropfen sollen laut Packzettel kühl aufbewahrt werden. Gekühlte Flüssigkeiten können aber einen unangenehmen thermischen Labyrinthreiz auslösen. Deswegen empfehlen wir, das Tropfenfläschchen vor der Applikation (z. B. in der Hosentasche) etwas anzuwärmen.

Weiterführende Tipps
→ Otitisbehandlung, topische; → Fistelsymptom.

Ohrmuschelkonturtamponade

Ziel
Sicherung eines kosmetisch zufriedenstellenden Operationsergebnisses nach Eingriffen an der Ohrmuschel, insbesondere nach Ohrmuschelkorrekturen.

Problem

Im Rahmen der Ohrmuschelplastik bei Apostasis auris ist es insbesondere bei der sog. Concha-Erniedrigung notwendig, nach der Knorpelinzision die Haut ober- und unterhalb der geplanten Knorpelresektion mit dem Cottle-Messer auf der vorderen Ohrmuschelseite zu mobilisieren, um einer postoperativen Faltenbildung vorzubeugen. Da nach erfolgter Knorpelresektion und anschließender Naht die Gefahr eines Othämatoms in diesem Bereich besteht, ist es notwendig, die Haut wieder in ihre alte Form zu modellieren.

Lösung und Alternativen
Nach Durchführung der Ohrmuschelkorrektur und dem retroaurikulären Wundverschluss wird mit Hilfe von Aureomycinsalbe®-beschichteten Spitztupfern oder Watteröllchen die Kontur der Ohrmuschel modelliert. Die Spitztupfer werden hierbei sowohl in die Concha als auch beidseits der neu gebildeten Anthelix eingedrückt, um ein postoperatives Abheben der intraoperativ gelösten Ohrmuschelhaut zu verhindern (Abb. 1).

Weiterführende Tipps
→ Othämatom.

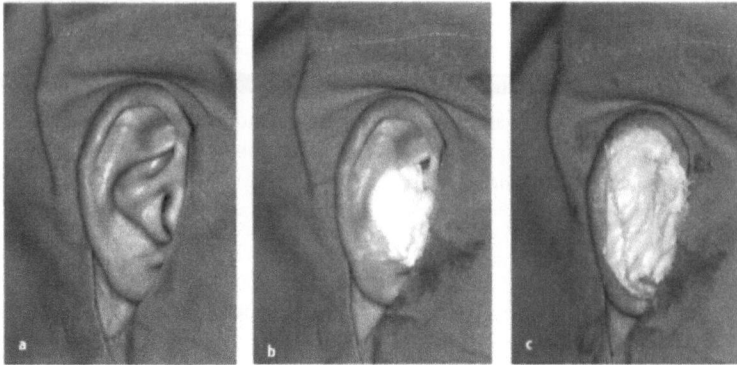

Abb. 1.a–c Modellierung der Ohrmuschelkontur mit Aureomycinsalbe®-beschichteten Spitztupfern.

Ösophagusfremdkörper

Ziel

Suffiziente Behandlung eines Patienten mit Ösophagusfremdkörper.

Problem

Alles, was sich schlucken lässt, kann als steckengebliebener Fremdkörper in der Speiseröhre angetroffen werden, sei es unwillkürlich, so bei Kindern (z. B. Münzen, Knöpfe, Fingerringe), sei es willkürlich wie bei Suizidversuchen (z. B. Rasierklingen) oder bei Häftlingen (z. B. Besteckteile, sog. Sputniks s. u., u. a.). Bei Erwachsenen kennt man zur Genüge das Verschlucken von defekten Gebissprothesen (evtl. mit scharfen Haltehaken) und von Knochenstücken bei hastigem Essen. Die meisten Fremdkörper bleiben in der ersten Ösophagusenge stecken und verführen deswegen noch immer zu hochriskanten und längst obsoleten Behandlungsversuchen mit sog. Münzen- oder Grätenfängern oder Gebilden zum Tieferstoßen des Fremdkörpers.

Lösung und Alternativen

Flexible Ösophagogastroskopien sind zur Extraktion nur bei glatten, leicht erfassbaren Fremdkörpern tauglich (begrenzte Übersicht, keine Fasszangenauswahl, Fremdkörper kann nicht in das Lumen des Endoskopes gezogen werden wie beim Ösophagoskopieren mit starrem Rohr).

Die Symptome reichen je nach dem Corpus alienum von Druckgefühl oder Stichen hinter dem Kehlkopf (bei Druck aufs Jugulum) bis zu gänzlicher Schluckunfähigkeit, auch für Speichel. Dieser qualvolle Zustand ist als Notfall für unverzügliche Therapie zu bewerten, die üblicherweise vom Narkosearzt geforderte Ausnüchterung nach der letzten Mahlzeit kann nicht abgewartet werden.

Bildgebend ist im frischen Stadium nicht mehr als die Rö-Aufnahme der Halsweichteile seitl. nötig. Sie zeigt den schattengebenden Fremdkörper auf den ersten Blick (Abb. 1) oder deutet auf das Corpus alienum durch eine unphysiologische Luftblase über ihm hin, und zwar allseits umgeben von den Hypopharynx/Ösophagusweichteilen.

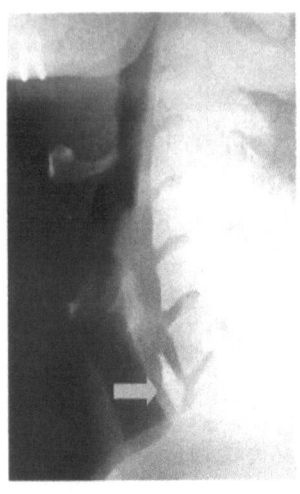

Abb. 1. Röntgenaufnahme Hals seitlich mit Ösophagusfremdkörper (Knochen) in der ersten Ösophagusenge.

Merke: Die o. g. Rö-Aufnahme „Halsweichteile seitl." ist zugleich das sicherste und rascheste Diagnoseverfahren zum Ausschluss einer Perforation vor Beginn der eigenen Behandlung oder zu ihrer Erkennung nach Fremdkörperdurchspießung, vergeblichen Extraktionsversuchen, via falsa beim Bougieren oder internistischerseits missglückter, flexibler Ösophagoskopie (z. B. bei unbekanntem Pulsionsdivertikel, weil wie Speisen und Getränke auch Endoskope ihren Weg regelmäßig ins Divertikel nehmen). Da durch die Perforationsstelle zuerst und sogleich Luft ins Mediastinum gelangt, bildet sich röntgenologisch innerhalb von Minuten ein charakteristischer, scharf begrenzter Luftspalt hinter den Hypopharynx-/Ösophagusweichteilen direkt vor der knöchernen Halswirbelsäule, evtl. kranialwärts bis zur Schädelbasis reichend (Abb. 2). Das charakteristische Bild des ausgebreiteten Emphysems mit Schmerzen zwischen den Schulterblättern und knisterndem Tastbefund im Jugulum entsteht erst Stunden nach dem Perforationszwischenfall (Abb. 3).

Extraktionstechnik

Der Patient liegt auf dem Operationstisch ohne Kopfpolster so, dass ein Helfer, neben dem Operateur sitzend, den hängenden Kopf des Patienten mit beiden Händen halten und den notwendigen Lageveränderungen beim Endoskopieren nachgeben kann. Einführen des starren Öso-

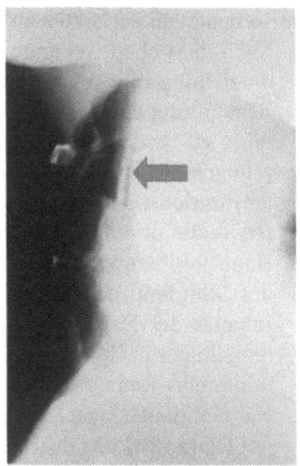

Abb. 2. Röntgenaufnahme Hals seitlich mit freier Luft prävertebral (Pfeil) kurz nach einer Ösophagusperforation.

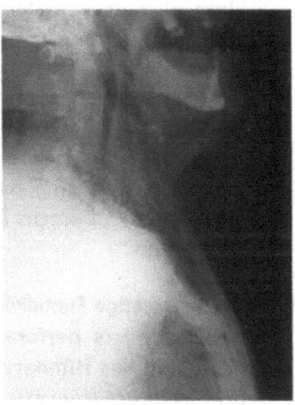

Abb. 3. Röntgenaufnahme Hals seitlich mit diffusem Luftemphysem im Bereich des Halses und des oberen Thorax, Stunden nach einer Ösophagusperforation.

phagoskopes in LA oder Intubationsnarkose, Einstellen des Fremdkörpers bis zur völligen Übersicht (evtl. Einschubrohr zur Verlängerung), Auswählen einer geeigneten Fasszange (z. B. sog. Hechtmaulzange) und Extraktion oder Erfassen des Fremdkörpers so, dass er sich möglichst weit ins Rohr hineinziehen lässt, dann Extraktion des Rohres samt Zange und Fremdkörper darin mit beiden Händen, alles in einem Zug. Abschließende Kontrollendoskopie (Verletzungen?, zweiter Fremdkörper?).

Versorgung von Perforationen

Nach dem oben Gesagten erübrigt sich gewöhnlich eine Rö-Kontrastdarstellung (nur wasserlösliche Kontrastmittel!). Sich auf konservative Behandlung einer Perforation mit Nährsonde und systemischer Antibiose zu beschränken, ist ein Wagnis. Immerhin ist soeben über die erfolgreiche endoskopische Behandlung einer zervikalen iatrogenen Perforation (ERCP) mittels Fibrinverklebung berichtet worden. Sicherer ist die primär operative Versorgung via kollare Mediastinotomie: Hautschnitt am Vorderrand des M. sternocleidomastoideus, Kippen des Schildknorpels samt Schilddrüse nach vorn und Präparation des Inhaltes der Halsgefäßscheide nach lateral. Stumpfes Eindringen mit dem Finger ins Mediastinum. Darstellung und Übernähen der Perforationsstelle, wenn sie sich ohne weitreichende Exploration finden lässt; Nährsondeneinlage; Mediastinaldrainage mittels Ventildrain nach Seiffert (Pumpwirkung durch Entleerung bei jedem Atemzug); allmähliches Zurückziehen der Drainage Tag für Tag bis zum spontanen Wundverschluss, alles unter systemisch antibiotischer Abdeckung.

Für die Saug- bzw. Ventildrainage nach Seiffert benötigt man nicht mehr als ein ca. 20 cm langes Katheterstück aus Silikongummi mit seitlich eingeschnittenen Löchern, dessen Ende im Mediastinum abgestumpft sein sollte und dessen äußeres Ende mit einem darübergebundenen Gummihandschuh abgedichtet ist. Ein Handschuhfinger wird längs eingeschnitten (Ventil-Mechanismus), so dass das entleerte Mediastinalsekret in einem lose übergestülpten Plastikbeutel gesammelt werden kann.

Perforationsträchtige Fremdkörper

CAVE: Besonders perforationsträchtige Fremdkörper sind u.a. das Procoracoid des Hühnervogels und der sog. Sputnik.

Procoracoid des Hühnervogels: Dieser Plattknochen etwa 2×3 cm messend liegt immer quer in der ersten Enge und stellt sich auf der Rö-Aufnahme Halsweichteile seitlich, orthograd getroffen, als glatter Knochenstift dar. In Wirklichkeit hat er scharfe Spitzen und Kanten, die bei unsachgemäßer Extraktion die Schleimhaut über größere Strecken aufschlitzen können. Einer der Autoren hat alleine von diesem Fremdkörper eine ganze Sammlung liefern können (Abb. 4). Bezeichnenderweise ist der im aktuellen Standardwerk unserers Faches (Oto-Rhino-Laryngologie in Klinik und Praxis) von T.P.U. Wustrow abgebildete, nicht

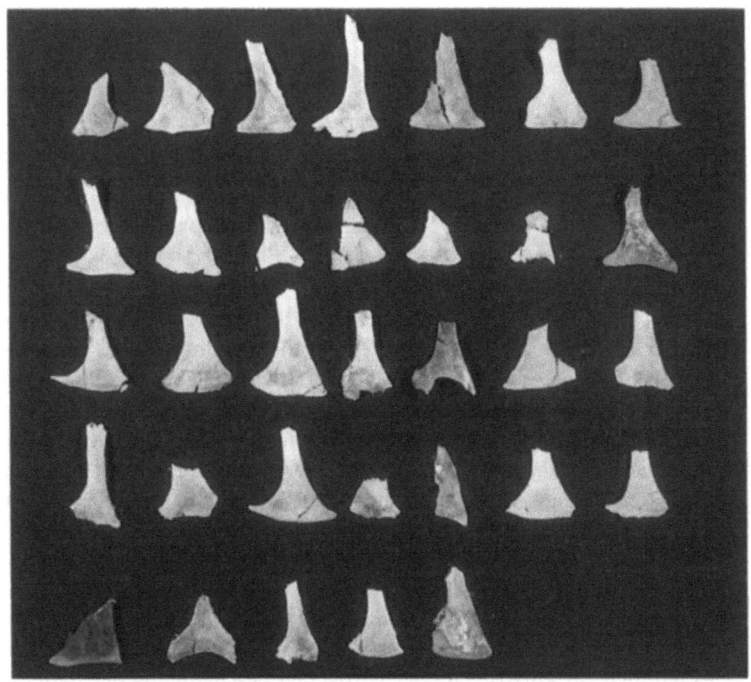

Abb. 4. Sammlung von extrahierten Procoracoiden des Hühnervogels.

näher benannte Hühnerknochen aus dem Ösophagus ein solches Procoracoid.

Der sog. *Sputnik* – eine gemeinhin kuriose, unter Häftlingen jedoch wohlverstandene Kreation: Zwei Ampullenfeilen oder Blechstreifen werden mit einem Schnappgummi über Kreuz vereinigt, danach mit einem losen Zwirnsfaden sich deckend übereinander fixiert und geschluckt (Abb. 5). Ist das Gebilde im Magen (oder unwillkürlich im Ösophagus) angelangt, wird das lange Ende des Zwirnsfadens zum Mund herausgezogen, so dass die Ampullenfeilen wieder kreuzförmig aufspringen (Abb. 6). Das Weiterwandern durch den Pylorus ist nicht möglich, die erwünschte Laparotomie unvermeidlich. In unserem Fall gelang die Extraktion mit starrem Ösophagoskop nach Durchschneiden des Schnappgummis problemlos, da sich der „Sputnik" bereits im Ösophagus entfaltet hatte.

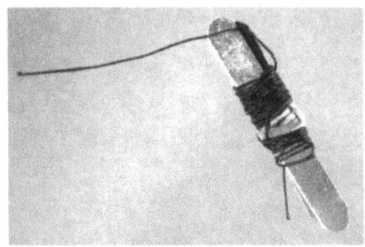

Abb. 5. Sog. Sputnik, hergestellt aus zwei Ampullenfeilen, die mit einem Schnappgummi über Kreuz vereinigt wurden und mit einem Faden umwickelt geschluckt werden können.

Merke: Bei Kleinkindern können lange verbleibende Ösophagusfremdkörper (Münzen, Knöpfe) ein irreführendes, pulmonales Krankheitsbild verursachen. Weil der flache Fremdkörper das Trinken nicht ganz unmöglich macht, jedoch das Luftröhrenlumen durch Eindrängen der Tracheahinterwand einengt, dominieren Husten und wechselnde broncho-pneumonische Infiltrationen (vergl. auch Reilly et al. mit einer Fallsammlung aus 18 Kinderkrankenhäusern). Die dann üblicherweise wiederholten Rö-Thoraxaufnahmen können den Fremdkörper unentdeckt lassen, weil die erste Ösophagusenge beim Säugling und Kleinkind erstaunlich hoch gelegen ist.

Hat ein Kleinkind eine Knopfbatterie, z. B. einer Uhr oder eines Taschenrechners, verschluckt, so ist äußerste Vorsicht geboten. Kommt es nämlich zur korrosiven oder iatrogenen Beschädigung der Batterie, so kann es durch die austretenden Schwermetalle zur schwerwiegenden Intoxikation des Kindes kommen. Darüber hinaus sind durch Stromfluss im feuchten Milieu Schleimhautverbrennungen möglich.

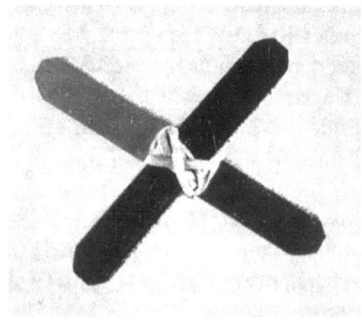

Abb. 6. Entfalteter Sputnik.

Weiterführende Tipps
→ Tracheahinterwandverletzung.

Literatur
Agha-Mir-Salim P, Bekc R, Blochin M, Berghaus A (2000) Endoskopische Behandlung einer iatrogenen Ösophagusperforation. Laryngo-Rhino-Otologie 79 (1):39–42

Reilly J, Thompson J, MacArthur C, Pransky S, Beste D, Smith M, Gray S, Manning S, Walter M, Derkay C, Muntz H, Friedman E, Myer CM, Seibert R, Riding K, Cuyler J, Todd W, Smith R (1997) Pediatric aerodigestive foreign body injuries are complications related to timeliness of diagnosis. Laryngoscope 107:17–20

Seiffert A (1922) Behandlung eitriger Prozesse im Mediastinum. Langenbecks Archiv Klin Chir 138:195

Stoll W (1982) Fremdkörper in der Speiseröhre. Der Rettungssanitäter 5:195–198

Wustrow TPU (1995) Oesophagusfremdkörper. In: Herberhold C et al. Oto-Rhino-Laryngologie in Klinik und Praxis. Georg Thieme Verlag, Stuttgart New York, Band 3, S. 542

Osteoplastische Nasennebenhöhlen-Operationen

Ziel
Operative Sanierung einer pathologisch veränderten Nasennebenhöhle über einen Zugang von außen.

Problem

Besonders nach osteoklastischer Kieferhöhlenoperation (Caldwell-Luc) kam es häufig zu langanhaltenden postoperativen Schmerzen, wenn sich die Subcutis der Wangenhaut narbig in den operativen Knochendefekt eingezogen hatte.

Lösung und Alternativen
Bei der osteoplastischen Kieferhöhlenoperation nach Feldmann wird nach Anlage von zwei Bohrlöchern mit einer feinen Stichsäge ein Knochendeckel aus der fazialen Kieferhöhlenwand herausgesägt. Damit der Deckel beim späteren Wiederverschluss eine natürliche Auflagefläche erhält, bietet es sich an, etwas tangential (von außen lateral nach innen medial) zu sägen. Nach operativer Sanierung der Kieferhöhle werden in mindestens drei Seiten des Knochendeckels und korrespondierend dazu auch in den knöchernen Rahmen Löcher gebohrt, so dass der Knochendeckel mit Hilfe von Vicryl®-Nähten wieder eingenäht werden kann (Abb. 1).

Draf schlug zum Verschluss des Knochendefektes vor, ein Stück Lyodura® zu benutzen, welches mit Fibrinkleber an dem knöchernen Rah-

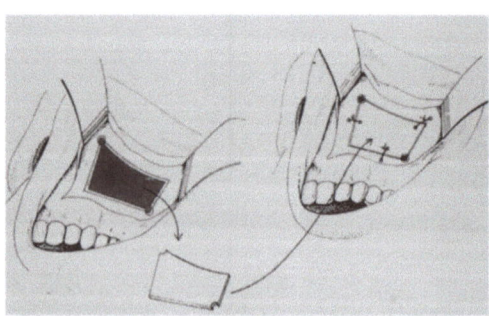

Abb. 1. Osteoplastische Kieferhöhlenoperation nach Feldmann.

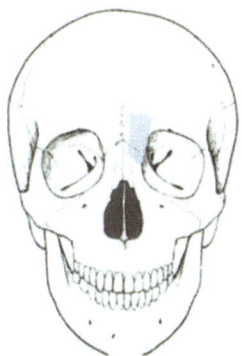

Abb. 2. Dargestellt ist der Knochendeckel (hellblau) für die osteoplastische Stirnhöhlen/Siebbein-Operation.

men fixiert wird. Hierbei ist jedoch zu bedenken, dass sowohl mit der Lyodura als auch mit dem Fibrinkleber homologes Material eingebracht wird und somit zumindest ein theoretisches virales Infektionsrisiko (AIDS, Hepatitis, Jakob-Creutzfeld-Erkrankung) nicht ganz ausgeschlossen werden kann.

Neben der osteoplastischen Kieferhöhlenoperation wird von Stoll auch die osteoplastische Stirnhöhlen/Siebbein-Operation sowie die osteoplastische laterale Rhinotomie propagiert. Das Vorgehen entspricht prinzipiell dem bei der osteoplastischen Kieferhöhlenoperation. Der Bezirk des zu entfernenden Knochendeckels ist für beide Operationen in Abb. 2 und 3 dargestellt.

Extrem wichtig ist bei der Stirnhöhlen/Siebbein-Operation von außen die sog. Mediandrainage (nach Chaput und Mayer) zur Verhinderung

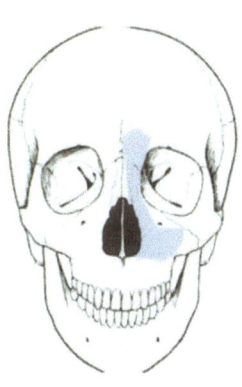

Abb. 3. Dargestellt ist der Knochendeckel (helblau) für die osteoplastische laterale Rhinotomie.

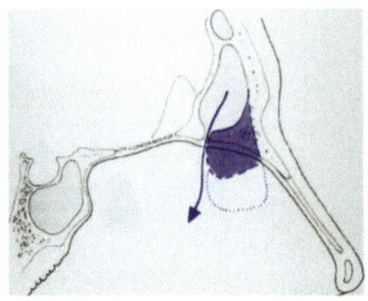

Abb. 4. Mediandrainage bei osteoplastischer Stirnhöhlen/Siebbein-Operation. Pfeil kennzeichnet das Ostium naturale der Stirnhöhle.

einer postoperativen Mucocelenbildung. Bei der Mediandrainage werden das Septum interfrontale, der Boden der Stirnhöhle und in der Mittellinie die Spina nasalis superior entfernt. Zusätzlich werden kaudal der Stirnhöhle das obere Septum reseziert und aus der hierbei zu schonenden Schleimhaut eine Auskleidung der Mediandrainage gewonnen (Abb. 4.).

Die kosmetischen Ergebnisse sowohl nach Killian-Schnitt (Stirnhöhlen/Siebbein-Operation) als auch nach lateraler Rhinotomie sind so gut, dass es nach ca. zwei Jahren nur noch bei genauer Betrachtung gelingt, die operierte Seite anhand der Narbe zu identifizieren.

Weiterführende Tipps

→ Endonasale Nasennebenhöhlen-Operation.

Literatur

Feldmann H (1977) Eine Stichsäge für die Mikrochirurgie. Laryngo-Rhino-Otologie 56:781–786

Feldmann H (1978) Osteoplastische Kieferhöhlenoperation. Laryngo-Rhino-Otologie 57:373

Delank KW, Franzen W, Hüttenbrink KB, Stoll W (1994) Langzeitresultate nach lateraler Rhinotomie mit medialer Maxillo-Ethmoidektomie. Laryngo-Rhino-Otologie 73:270–273

Kastenbauer ER, Tardy ME (1998) Kopf- und Hals-Chirurgie. Georg Thieme Verlag, Stuttgart New York, 2.Aufl., Band 1: Gesicht, Nase und Gesichtsschädel, Teil 2, S. 509

Othämatom

Ziel
Therapie der Wahl zur sichersten Vermeidung der durch ein Othämatom bedingten Komplikationen.

Problem
Rezidiv, Perichondritis, im Spätstadium bindegewebige Organisation mit Verunstaltung des Ohrmuschelreliefs („Blumenkohlohr", „Boxerohr").

Lösung und Alternativen
Nach tangentialer Gewalteinwirkung kommt es im frischen Zustand zum Bluterguss, später zu dessen Umwandlung in ein fluktuierendes Serom zwischen Knorpel und Perichondrium, in aller Regel oben zwischen Helix und Anthelix oder über der Anthelix, fast ausnahmslos also an der *Vorderseite* der Ohrmuschel (Abb. 1).

Therapie
Die in den Lehr- und Handbüchern gegebenen Behandlungsempfehlungen sind so verschieden, dass scheinbar „viele Wege nach Rom führen".

Merke: Obgleich das Othämatom bzw. Otserom an der Vorderseite der Ohrmuschel zu entstehen pflegt, ist von alters her der Zugang von der Ohrmuschel-Rückseite die sicherste und risikoärmste Methode zu dessen rezidivfreier Beseitigung.

Begründung: Cutis und Perichondrium der Ohrmuschel-Vorderseite sind dünn, kaum gegeneinander verschieblich und minimal resorptionsfähig. Hingegen sind Cutis und Subcutis der Rückseite der Ohrmuschel dicker, auf dem Perichondrium leichter verschiebbar und resorptionskräftig. Die Knorpelfensterung von der Rückseite her zur transkartilaginären Verbindung aller Schichten ist die logische Konsequenz.

Aus dem oben Gesagten folgt, dass Punktion oder gar Inzision von vorn – trotz Druckverband, womöglich mehrmals – den genannten Komplikationen des frischen Othämatoms/Otseroms Vorschub leisten kann.

168 Othämatom

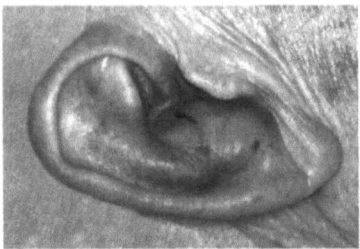

Abb. 1. Othämatom im Cavum conchae rechts.

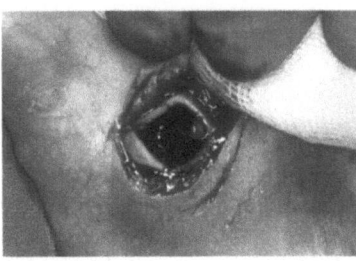

Abb. 2. Ansicht von retroaurikulär mit Anlage eines Knorpelfensters.

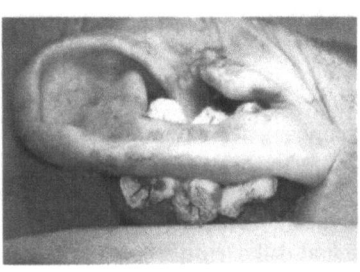

Abb. 3. Drucktampon und Matratzennähte zum Verknüpfen über der retroaurikulären Hautinzision.

Lediglich die kosmetische Konturierung eines alten, fribrös organisierten „Blumenkohlohres" mit den nötigen Korrekturen der knorpeligen Verunstaltung kommt nicht ohne Schnittführungen an der Ohrmuschelvorderseite aus.

Technik: Lokalanästhesie, evtl. nur retroaurikulär. Ca. 2 cm Längsschnitt der Haut an der Ohrmuschel-Rückseite im Bereich des Othämatoms. Ovaläre Knorpelfensterung von hinten in ca. 1,5 × 0,5 cm Ausdehnung (Abb. 2). Aussaugen bzw. Ausräumen der präaurikulären Flüssigkeiten oder Koagel. Kürettage der Höhle mittels eines „scharfen Löffels" zur Entfernung von Granulationsgewebe bei älteren Hämatomen.

Drucktamponade präaurikulär mit einer oder zwei transkartilaginären Matratzennähten so fixieren, dass mit den Nahtverknüpfungen zugleich die retroaurikuläre Hautwunde primär verschlossen werden kann (Abb. 3). Fäden- und Tamponadenentfernung nach 5–6 Tagen.

Literatur
Herrmann A (1939) Neue Gesichtspunkte bei der Behandlung des Othämatoms. 19. Jahresversammlung der Ges. Dtsch. Hals-, Nasen- und Ohrenärzte, Wien, 26. und 27.05.39, Zbl. f. Hals-, Nasen- und Ohrenheilkunde, Bd. 32:510

Otitisbehandlung, topische

Ziel
Lokale Behandlung einer Otitis.

Problem

Ototoxizität von Ohrentropfen und deren Zusätzen bei defektem Trommelfell; Diffusion durch die Rundfenstermembran.

Lösung und Alternativen

In der Roten Liste 2001 ist das Verzeichnis aller Otologika auf 2,5 Seiten geschrumpft. Das mag daher rühren, dass für so viele Antibiotika bei topischer Anwendung und bei defektem Trommelfell ototoxische Nebenwirkungen befürchtet werden (Diffusion durch die Rundfenstermembran, wenn das Medikament in die Paukenhöhle gelangen könnte).

Darüber hinaus wird dergleichen auch den Zusatzstoffen mancher Otologika wie Propylenglykol, Essigsäure, Isopropylalkohol nachgesagt.

Zur Zeit stehen nur noch Chloramphenicol- und Polymyxin-B-sulfat-Ohrentropfen zur Verfügung, beide mit Kortikosteroiden kombiniert, letzteres für nicht länger als 10 Tage empfohlen. Auch die Dexa-Polypspectran®-Tropfen, für Auge und Ohr geeignet, sollen wegen der Kombination von Polymyxin-B-sulfat und Neomycinsulfat nebst Kortikosteroiden nur 10 Tage lang appliziert werden.

In diesem Dilemma sind viele Otologen seit geraumer Zeit auf entsprechende Augentropfen ausgewichen, wenn bei bakterieller chronischer Otitis media die sog. Problemkeime (Staphylococcus aureus, Pseudomonas aeruginosa) oder andere Erreger Antibiogramm-entsprechend zu bekämpfen sind. So werden vielfach Floxal®-Augentropfen mit Erfolg und ohne Schädigungen eingesetzt, wenngleich dieser Gyrasehemmer, das Ofloxacin, in Tablettenform als Tarivid® Hörstörungen, Ohrensausen und Gleichgewichtsstörungen als Nebenwirkungen haben kann. Wenn Tetracyclin opportun ist, muss auf Terracortril®-Augentropfen ausgewichen werden.

Eine über längere Zeit abgelaufene örtliche antibiotische Mittelohr-Radikalhöhlen-Behandlung hat darüber hinaus nicht selten eine Oto-

mykose zur Folge. Antimykotische Ohrentropfen bei Mittelohrbefall ohne ototoxisches Risiko gibt es nicht.
In solcher Zwangslage haben kürzlich Dyckhoff et al. einen dankenswerten Vorschlag zur Abhilfe gemacht: Sie empfehlen nach gründlichem Studium eine wässrige 0,5%ige Miconazol-Lösung als Mittel der Wahl bei mykotischer Otitis externa et media mit folgender Rezeptur:
- Miconazol-Base 50,0 mg
- Cremephor EL 1,2132 g
- Methyl-4-Hydroxybenzoat 5,0 mg
- Propyl-4-Hydroxybenzoat 0,5 mg
- Aquae ad inj. ad 10,0 ml

Hilfsweise raten diese Autoren auch zu Clotrimazol 1%ig (z. B. Canesten®) gelöst in Erdnussöl ohne Zusatz (diese Substanz ist wie die meisten Antimykotika nämlich nicht wasserlöslich).
Da also das Spektrum der topischen Therapeutika für die Behandlung bakterieller Mittelohr- und Radikalhöhlenentzündungen so schmal geworden ist, muss es erlaubt sein, sich an Altbewährtes und Vergessenes oder Aufgegebenes zu erinnern. So z. B. an *Bor* (Borax, Natriumtetraborat).Generationen von Ohrenärzten haben ihre Otitis-Patienten erfolgreich und ohne Schädigungen mit Bor in vielerlei Zubereitungen und Applikationsarten behandelt (s. u.), und manche haben bis heute nicht darauf verzichtet.
- 20–25%ige Borax-Glycerinlösung zur Pinselung bei Mykosen
- Bor-Puder bei trockenem Gehörgangsekzem
- 3%iges Borwasser auf Streifen oder Spitztupfern gegen nässendes Gehörgangsekzem
- 3%iges Borwasser zur Ohrspülung bei fötider Sekretion in der postoperativen Nachbehandlung (rasche Fötor-Beseitigung)
- Bor-Puder bei der Pflege von trockenen Radikalhöhlen

Bekanntlich ist seit Anfang der siebziger Jahre Bor in jeder Form mehr und mehr tabuisiert und inzwischen aus allen Krankenhaus- und Klinikapotheken verbannt worden. Der Grund dafür waren offenbar – so auch nach den Auskünften mehrerer von uns befragter Pharmakologen und Toxikologen hohen Ranges – einige pädiatrische Fallberichte über neurotoxische (Krämpfe) und auch nephrotoxische Nebenwirkungen bei Säuglingen und Kleinstkindern, die einer großflächigen Wundbehandlung mit Borwasser unterzogen worden waren. Auch über tödlichen Ausgang nach Borwasser-Blasenspülungen gibt es Mitteilungen. Die dabei auf geschädigter Haut bzw. Schleimhaut resorbierte Menge von Borsäure bzw. Natriumtetraborat musste – auch nach tierexperimentellen Untersuchungen – erheblich gewesen sein. Von otologischer Seite ist niemals etwas Vergleichbares oder Toxisches überhaupt beobachtet bzw. publiziert worden.

Heutzutage wird über Borsäure, Borate und Tetraborate nur noch im Zusammenhang mit Kosmetik-Produkten geforscht und publiziert. Diesbezüglich bleiben erstaunliche Konzentrationen von wässrigen Lösungen in weitem pH-Bereich unbeanstandet, meistens aber mit dem Hinweis „Not to be used on damaged skin".

Zink: Als Zincum oxydatum in Zinkschüttelmixtur für die periaurikuläre Hautabdeckung bei starker Mittelohrsekretion und evtl. bei nässendem Ekzem.

Pyoktanin = Gentianaviolett: (ototoxisch, also nicht bei offener Pauke), 5%ige wässrige Lösung zur Pinselung bei Mykose.

Castellanische Lösung: Alkoholische Lösungen, also nicht bei offener Pauke. Solutio Castellani sine colore, also ohne Fuchsin, ist weniger antimykotisch wirksam.

Literatur

Hayes AW (1994) Principles and methodes of toxicology. (3. Edit). Raven Press, New York, p. 435

Jansen JA, Andersen J, Schou JS (1984) Boric acid single dose pharmacokinetics after intravenous administration to man. Arch Toxicol 55:64–67

Dyckhoff G, Hoppe-Tichy T, Kappe R, Dietz A (2000) Antimykotische Therapie bei Otomykose mit Trommelfelldefekt. HNO 48:18–21

Marquardt H, Schäfer SG, McLellan R, Welsch F (edit) (1999) Toxicology. Academic Press, St. Diego London Boston, p. 1202

Marsh RR, Tom LW (1989) Ototoxicity of antimycotics. Otolaryngol Head Neck Surg 100:134–136

Otosklerose und Hammerkopffixation, Differenzierung

Ziel
Präoperative Differenzierung zwischen einer Stapesankylose und einer Hammerkopffixation.

Problem

Sowohl die Hammerkopffixation als auch die Otosklerose ist bei normalem otoskopischem Befund und normalem Tympanogramm durch nicht registrierbare Stapediusreflexe gekennzeichnet. Da sich beide Erkrankungen aber bezüglich des operativen Zugangsweges unterscheiden, ist eine präoperative Differenzierung wünschenswert.

Lösung und Alternativen

Mit Hilfe einer sogenannten pneumatischen Ohrlupe (Siegle-Trichter) können die pneumatische Beweglichkeit des Trommelfells und hier speziell die des Hammergriffes untersucht werden (Abb. 1). Bei einer Hammerkopffixation erkennt man unter dem Mikroskop die Bewegung der Pars tensa bei fehlender Hammergriffbeweglichkeit, insbesondere nach außen (normale Exkursion:Inkursion = 2:1).

Das in allen Lehrbüchern erwähnte Schwartze-Zeichen wurde vom ältesten der Buchautoren in seiner langen Dienstzeit nur zweimal gesehen, und – der in dieser Klinik geltenden Regel folgend – wurde die Stapesplastik aufgeschoben, bis die hyperämisch-aktive Phase des Kno-

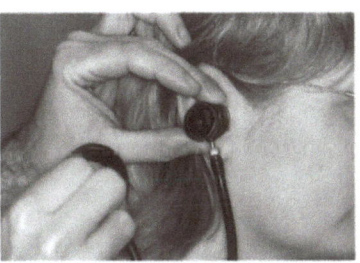

Abb. 1. Siegle-Trichter.

chenumbaus abgelaufen war (angeblich Gefahr der stärkeren intraoperativen Blutung).
Wenn die durch das Trommelfell schimmernde, von der Fissula ante fenestram ausgehende Promontorialrötung wirklich einmal zu konstatieren sein sollte, ist bei Schallleitungsdefizit – auch wenn pulsierender Tinnitus oder pulssynchrone Impedanzänderungen fehlen – differentialdiagnostisch an einen Glomustumor zu denken, der in dieser Klinik wesentlich häufiger vorkommt als das Schwartze-Zeichen.
Kaum zur Differenzierung zwischen beiden Erkrankungen beitragen aber meistens auf Otosklerose hinweisen können ein sehr weiter Gehörgang, wenig bis gar kein Cerumen und eine sehr ausgeprägte Pneumatisation des Warzenfortsatzes in der Röntgenaufnahme nach Schüller.

Literatur

Hüttenbrink KB (Hrsg.) unter Mitarbeit von Deitmer Th (1993) Manual der Untersuchungsmethoden, Hals-Nasen-Ohrenheilkunde. Biermann-Verlag, Zülpich

Plester D, Hildmann H, Steinbach E (1989) Atlas der Ohrchirurgie. Kohlhammer-Verlag, Stuttgart

Palliativtherapie bei inkurablen Tumoren

Ziel

Auch bei Patienten im Endstadium einer inkurablen Tumor- bzw. Krebserkrankung im HNO-Bereich ermöglicht es die moderne Palliativtherapie, das Leiden erträglicher zu machen.

Problem

Gerade im Zeitalter der modernen, hochtechnisierten Medizin sollte das ärztliche Handeln im Umgang mit unheilbar Kranken von dem Versuch geprägt sein, Leiden und Schmerzen zu lindern und ein menschenwürdiges Leben bis zum Tode zu gewährleisten.

Lösung und Alternativen

Luckhaupt et al. stellen in einer sehr ausführlichen Übersichtsarbeit das gesamte Problemfeld der palliativen HNO-Tumortherapie dar.

Die problemlos anzulegende und gut tolerierte *perkutane endoskopische Gastrostomie (PEG)* ermöglicht eine physiologische enterale Ernährung des häufig durch Tumorkachexie gezeichneten Patienten. Die natürliche Rest-Schluckfunktion wird nicht zusätzlich behindert, wie dies bei naso-gastralen Sonden der Fall sein kann. Letztere sind vom äußeren Aspekt her zusätzlich belastend und können bei erhaltenem Kehlkopf heftige Schmerzen verursachen, die teilweise bis ins Ohr ausstrahlen (Angabe einer Otalgie).

Die bei vielen inkurablen Tumorpatienten bestehende *Mundtrockenheit* ist größtenteils auf eine vorausgegangene Radiotherapie des Kopf-Hals-Bereichs zurückzuführen mit einer konsekutiven Mukositis oder gar Mykose. Therapeutisch sollte zunächst, falls notwendig, eine ausreichende Hydratation des Patienten angestrebt werden. Von einer Mundhygiene mit handelsüblichen Mundpflegemitteln ist abzuraten, da viele dieser Präparate Alkohol enthalten und damit die Schleimhäute der Mundhöhle irritieren und austrocknen. Die Gabe von künstlichem Speichel (z. B. Glandosane® hat sich ebenso wie Spülungen mit 3%igem Natriumbikarbonat und 3%igem Wasserstoffperoxid (je 1 Teelöffel auf 1 Glas Wasser) bewährt. Luckhaupt et al. empfehlen zur Mundbefeuchtung gefrorene Fruchtstückchen (z. B. Zitrone, Orange, Ananas), die subjektiv als angenehm kühlend empfunden wer-

den. Bei bewusstseinsgetrübten Patienten sollten die Fruchtstückchen mit einer Mullkompresse gehalten werden, so dass sie nicht aspiriert werden können.
Bei bestehender *Stomatitis* mit schmerzhaften Mundschleimhautläsionen wirkt die Applikation einer Lokalanästhetikum-Lösung lindernd (z. B. Xylocain® Viskös 2%). *Ein Soor der Mundhöhle und/oder des Pharynx* lässt sich mittels einer lokalen Therapie mit Nystatin (z. B. Moronal® Suspension) oder Amphotericin B (z. B. Ampho-Moronal® Suspension) bzw. systemisch mit Fluconazol (z. B. Diflucan® Saft) behandeln. Eine vorhandene Zahnprothese sollte nachts in eine wässrige Lösung mit 5 ml Nystatin gelegt werden.
Anaerobe Bakterien bedingen bei zerfallenden oder exulzerierenden HNO-Tumoren oft einen starken *Foetor*. Die palliative Lokaltherapie besteht zunächst im Debridement der Nekrosen mit anschließender Wundreinigung. Hierzu eignen sich eine 3%ige Wasserstoffperoxid-Lösung, Solutio Hydroxychinolini 0,1% oder auch Rivanol®-Lösung 0,1%. Kohlekompressen als oberste Lage des Verbandes sollen zudem die unangenehme Geruchsentwicklung eindämmen. Eine supportive Verabreichung von Antibiotika wie Sobelin® (= Clindamycin; 6stündlich 300 mg) oder Clont® (= Metronidazol; 12stündlich 400 mg) ist spezifisch gegen Anaerobier wirksam.
Die durch ein ausgeprägtes *Lymphödem* hervorgerufenen Symptome (Spannungsgefühl, Schmerz, bei einem Gesichtsödem unter Umständen Unfähigkeit, die Augen zu öffnen) erfahren häufig durch eine manuelle Lymphdrainage deutliche Linderung. Luckhaupt et al. weisen darauf hin, dass heutzutage bei inkurablen HNO-Tumoren, auch bei vorliegenden Tumorrezidiven oder Metastasen, keine Kontraindikation zur Lymphdrainage besteht.
Den Kranken möglichst schmerzfrei zu halten, ist ein Muss der modernen analgetischen Behandlung. Eine individuell bemessene Kombination verschiedener Analgetika (s. postoperative Schmerztherapie), einschließlich Morphin-Tropfen rund um die Uhr, soll die Schmerzentstehung verhindern und nicht erst dann wirken, wenn Schmerzen bereits vorhanden sind.
Im Falle einer *Tumorkachexie* können Steroide (4 mg Fortecortin® = Dexamethason, morgens) den Appetit verbessern. Im terminalen Krankheitsstadium ist eine forcierte Ernährung kritisch zu betrachten, da das Leiden des inkurablen Tumorkranken hierdurch eher verlängert wird.

Wenn die ödematöse Zunge aus dem Mund herausquillt, sodass sich Zähne in sie schmerzhaft eingraben, ist die Zahnextraktion unerlässlich. Ein im terminalen Krankheitsstadium zu beobachtender *chronischer Singultus* beruht auf einer tumor- oder metastasenbedingten Irritation des Nervus phrenicus. Die Symptomatik lässt sich durch die Gabe von Paspertin®Tropfen (= Metoclopramid; alle 8 Stunden 30 Tropfen) oder Propaphenin®-Tropfen (= Chlorpromazin; alle 8 Stunden 1 ml) eindämmen.

Die Wirksamkeit *alternativer Behandlungsmethoden* im Falle inkurabler HNO-Tumorerkrankungen ist bisher wissenschaftlich nicht bewiesen und wird kontrovers diskutiert. Der Misteltherapie beispielsweise wird in der adjuvanten Krebstherapie ein aktivierender Effekt auf die Immunzellen nachgesagt. Sog. „Außenseitermethoden" beeinflussen jedoch häufig in der palliativen Behandlungssituation die Psyche des Patienten sehr positiv.

Im Rahmen des *Home-care-Konzeptes* unterstützt ein speziell ausgebildetes Home-care-Pflegeteam die Angehörigen und erlaubt so eine Versorgung in vertrauter häuslicher Umgebung. Ist eine häusliche Betreuung des inkurablen Tumorpatienten nicht oder nicht mehr möglich, kommen neben den Kliniken auch Palliativstationen und Hospize in Betracht. Bei den letztgenannten Einrichtungen liegt der Schwerpunkt auf einer symptomorientierten Pflege. Hier übernehmen die Hausärzte die ärztliche Betreuung der Patienten.

Weiterführende Tipps
→ Schmerztherapie, postoperative; → Mundtrockenheit; → Singultus.

Literatur
Luckhaupt H, Borkowski G, Sudhoff H (1997) Palliativtherapie bei Patienten mit inkurablen HNO-Tumoren. HNO aktuell 5:87–90

Patienten-Schutzbrief

Ziel
Rechtliche Absicherung des Arztes, falls ein Patient mit einer inkurablen Erkrankung ausdrücklich keine lebensverlängernden Maßnahmen wünscht, so dass der Arzt nicht nach dem *mutmaßlichen* Willen des Patienten zu entscheiden hat.

Problem

Das Verlangen des Patienten nach einem würdigen Sterben ist vom Arzt zu respektieren. Jedoch dürfen sich daraus für den Arzt keine negativen rechtlichen Konsequenzen ergeben.

Lösung und Alternativen
Da sich der Arzt gegenüber dem Patienten und ggf. späteren Vorwürfen der Angehörigen abzusichern hat, haben Prof. Dr. H. Feldmann (em. Direktor der HNO-Klinik des Universitätsklinikums Münster) und einer der Autoren dieses Buches (Prof. Dr. E. Nessel) den nachfolgend aufgeführten Patienten-Schutzbrief ausgearbeitet, anhand dessen der Patient seinen letzten Willen bezüglich lebensverlängernder Maßnahmen bekunden kann (Abb. 1).

PATIENTEN-SCHUTZBRIEF

Name .... Vorname ....

PLZ .... Wohnort ....

Straße ....

geb. .... in ....

Ich - die/der Unterzeichnende - will unwürdiges Dahin-Vegetieren und qualvolles Leiden in der letzten Lebensphase vermieden wissen. Aus freiem Willen und im Vollbesitz meiner geistigen Kräfte sowie der Bedeutung und Tragweite meiner Entscheidung bewußt, erkläre ich nach reiflicher Überlegung:

Patienten-Verfügung
(Verfügung zur Heilbehandlung im Sterbeprozeß gemäß § 226a StGB, §§ 133 und 1901 II BGB)

Aufklärung: Für den Fall der Prognose, daß ich mich in einem unaufhaltsamen Sterbeprozeß befinde, möchte ich sofort voll aufgeklärt werden, auch wenn sich mein psychischer Zustand dadurch verschlechtern sollte.

ja   O   nein   O

Richtlinien zur Therapie im Sterbeprozeß: Sollte ich selbst außerstande sein, meinen Willen zu äußern, so verfüge ich im voraus folgendes:

1. Ich setze es als selbstverständlich voraus, daß mir meine Schmerzen stets genommen bzw. gelindert werden.
Haben zwei Ärzte diagnostiziert, daß ich mich in einem unaufhaltsamen Sterbeprozeß befinde, so verlange ich, daß mir die schmerzstillende Medikation in ausreichender Dosis gewährt wird, auch wenn dadurch der Tod früher eintritt.

2. Die Anwendung bzw. Fortsetzung lebenserhaltender Maßnahmen und die Therapie hinzukommend auftretender Krankheiten lehne ich ab, wenn zwei Ärzte diagnostiziert haben:
- daß ein unumkehrbarer Sterbeprozeß eingetreten ist, oder
- daß nur eine geringe Aussicht besteht, daß ich mein Bewußtsein wiedererlange, oder
- daß eine hohe Wahrscheinlichkeit besteht, daß ich eine schwere Dauerschädigung meines Gehirns davontrage, die mir ein personales Dasein nicht mehr erlaubt, oder
- daß nur eine risikoreiche Operation helfen könnte. Unter einer risikoreichen Operation verstehe ich eine solche, bei der die Wahrscheinlichkeit zu sterben mit mindestens 80 % einzuschätzen ist.

Diese Richtlinien sind auch Grundlage und Maßstab für Erklärungen meines Patienten-Anwaltes oder eines Betreuers.
Patienten-Anwalt
(Ernennung eines Bevollmächtigten für Heilbehandlung gemäß § 1896 Abs. 2 BGB)

Abb. 1. Patienten-Schutzbrief.

Abb. 1. Patienten-Schutzbrief (Fortsetzung).

Sollte ich wegen meines Alters und/oder wegen meines Gesundheitszustandes ganz oder teilweise nicht mehr in der Lage sein, meine Angelegenheiten zu besorgen, so erteile ich folgende

Vollmacht für Erklärungen zur Heilbehandlung

Frau/Herrn

Name ....

Vorname .... geb. ....

PLZ .... Ort .... Tel. ....

Straße ....

bestelle ich zu meinem Patienten-Anwalt und bevollmächtige sie/ihn hiermit, im Hinblick auf meine Heilbehandlung alle notwendigen Erklärungen statt meiner selbst abzugeben. Mein Patientenanwalt ist deshalb stets über meinen Zustand voll aufzuklären. Mein Patienten-Anwalt kann Untervollmacht erteilen.

Falls gegen meine Patientenverfügung gehandelt werden soll, verlange ich, daß unverzüglich mein Patienten-Anwalt hinzugezogen wird. Dieser ist befugt, an meiner Stelle Entscheidungen zu treffen und damit meinem Willen Geltung zu verschaffen. Die Erklärungen meines Patienten-Anwaltes sind verbindlich. Für ärztliche Mutmaßungen über meinen Willen ist kein Raum.

Betreuungs-Verfügung
(für das Vormundschaftsgericht)

Für den Fall, daß mir gerichtlich ein Betreuer für den Aufgabenkreis Heilbehandlung bestellt werden sollte, schlage ich gemäß § 1897 Abs. 4 BGB hierfür meinen Patienten-Anwalt vor. Meine Wünsche zur Betreuung (§ 1901 Abs. 2 BGB) sind in meiner Patienten-Verfügung genannt. Meine Richtlinien zur Therapie im Sterbeprozeß sind auch für meinen gerichtlichen Betreuer bindend.

Rechtslage (für Ärzte):

Mein Patienten-Schutzbrief drückt meine freie Willensentscheidung aus. Die theoretische Möglichkeit einer späteren Neufassung oder eines Widerrufes ändert nichts an der Verbindlichkeit. Soweit ich mich nicht selbst äußern kann, entscheidet in Zweifelsfällen mein Patienten-Anwalt.

Aus dem Urteil des Bundesgerichtshofes vom 08.Mai 1991 (AZ: 3StR 46/90): „Kann der todkranke Patient nicht mehr selbst entscheiden und wird für ihn auch kein Pfleger bestellt, so ist sein mutmaßlicher Wille und nicht das Ermessen der behandelnden Ärzte rechtlicher Maßstab dafür, welche lebensverlängernden Eingriffe zulässig sind und wie lange sie fortgesetzt werden dürfen. Die Ausschöpfung intensivmedizinischer Technologie ist, wenn sie dem wirklichen oder anzunehmenden Patientenwillen widerspricht, rechtswidrig."

Abb. 1. Patienten-Schutzbrief (Fortsetzung).

Auszug aus dem Beschluß des Oberlandesgerichts München vom 31.Juli 1987 (Az: VBerl. 5/87): „Hinsichtlich lebensverlängernder Maßnahmen bindet der vom urteilsfähigen Patienten ausgesprochene Verzicht den Arzt auch dann, wenn der Patient im voraussehbaren Verlauf seiner Erkrankung das Bewußtsein verliert und keine wesentliche Veränderung der seiner Erklärung zugrunde liegenden tatsächlichen Umstände erkennbar ist... ‚weil die Entscheidung gerade auch für dieses Stadium getroffen wurde, wie auch umgekehrt die Einwilligung zum Heileingriff nicht ihre rechtfertigende Wirkung mit Eintritt der Bewußtlosigkeit verliert." „Verweigert der freiverantwortliche, in Todesgefahr schwebende Patient in Ausübung seines Selbstbestimmungsrechtes die Einwilligung in die Vornahme dringend gebotener ärztlicher Eingriffe, so entfällt das aus dem Arzt-Patienten-Verhältnis abgeleitete Behandlungsrecht und die auf den Lebensschutz zielende Behandlungspflicht des Arztes, er wird zum Begleiter im Sterben und bleibt nur noch Garant für die Basisversorgung des Patienten... Das Selbstbestimmungsrecht des Patienten begrenzt damit die prinzipiell vereinbarungsabhängige Garantenschutzverantwortung des Arztes...".

Hinterlegung

Ich habe meinen Patientenschutzbrief hinterlegt:

- beim Amtsgericht (Vormundschaftsgericht) in: ....
- bei meinem Patienten-Anwalt: ....
- bei meinem Hausarzt: ....
- bei: ....
Adresse: ....
....

Schlußerklärung

Meine Angehörigen und mein Patienten-Anwalt sind bei Verdacht auf Zuwiderhandlungen gegen meinen Patienten-Schutzbrief ermächtigt, die ihnen zweckmäßig erscheinenden Schritte straf- und zivilrechtlicher Art zu unternehmen. Diese über meinen Tod hinausgehende Vollmacht schließt die Ermächtigung zur Einsichtnahme in meine Krankendokumente ein. Bei Verdacht auf Zuwiderhandlungen gegen meine Patientenverfügung entbinde ich Ärzte und Pflegepersonal von ihrer Schweigepflicht.

....
Ort/Datum   (Unterschrift der/des Erklärenden)

Peritonsillar-Abszess

Ziel
Optimale operative Therapie dieser Komplikation bei Tonsillitis.

Problem

Man muss sich wundern, dass Lehrbücher auch neueren Datums zur operativen Behandlung des Peritonsillar-Abszesses noch immer ausführlich und an erster Stelle die Inzision (mit Pflastermarkierter Lanzette) empfehlen. Mit der Ätiologie und dem Rachenbefund samt Kieferklemme bei dieser Erkrankung dürfte der fachkundige Leser vertraut sein.

Er wird auch wissen, dies sei hier nur am Rande erwähnt, dass die altmodischen, aber nicht auszurottenden Bezeichnungen Angina lacunaris und Angina follicularis bzgl. Bakteriologie, Verlauf, Therapie und Komplikationsgefahr unterschiedslos dasselbe Krankheitsbild, nämlich die Angina tonsillaris, benennen.

Lösung und Alternativen
Abszess-Tonsillektomie

Sie hat summa summarum nur Vorteile:
- Problemlose Lösung der häufig schmerzhaft bedingten Kieferklemme bei der Relaxierung und Analgesie im Rahmen der Intubationsnarkose
- Durch die Intubation Schutz vor Eiteraspiration bei der Abszesseröffnung
- Man beginnt auf der kranken Seite, und selbst dort ist die Exstirpation nicht schwieriger oder blutiger als bei der Tonsillektomie im blanden Zustand; die beidseitige Tonsillektomie ist die Regel
- Der extreme Abszessschmerz mit quälender Otalgie ist schon am Folgetage dem üblichen Tonsillektomie-Wundschmerz gewichen, die Kieferklemme beseitigt
- Abheilung und Nachblutungshäufigkeit sind nicht anders als nach Tonsillektomie im blanden Zustand (Tonsillektomie à froid)

- Nach Abszess-Tonsillektomie braucht der Patient diese Komplikation in der Regel nicht mehr zu fürchten (Ausnahme: ganz selten Fälle von Peritonsillar-Abszess bei Z. n. Tonsillektomie), im Gegensatz zu einem durch Inzision Behandelten: Jede neue Angina tonsillaris birgt bekanntlich die Gefahr eines Peritonsillar-Abszess-Rezidives (s. u.)

Abszess-Inzision
Sie hat entscheidende Nachteile:
- Die Inzision an der magischen Stelle am oberen Pol des vorgewölbten Gaumenbogens – quer durch dessen dünne Muskelschicht – nachdem durch Punktion an dieser Stelle Eiter gefunden wurde – muss in Oberflächenanästhesie geschehen. Das Einspritzen von Lokalanästhetikum kann Ursache einer phlegmonösen Ausbreitung werden
- Die Kieferklemme bleibt hinderlich bestehen
- Trotz Sauger in situ kann Eiter aspiriert werden
- Üblicherweise wird die Inzisionswunde täglich gespreizt, evtl. auch gespült, eine Fortsetzung der von Anfang an so schmerzhaften Therapie
- Die stationäre Behandlung dauert im Regelfall ebenso lange wie nach Abszess-Tonsillektomie
- Schmerzen und Kieferklemme bilden sich nur langsam zurück
- Jeder Zustand nach Abszess-Inzision kann wie der nach Tonsillotomie („Mandelkappung") als Fokus nicht ausgeschlossen werden, wenn danach gefragt wird
- Bei jeder neuen Angina tonsillaris muss man auf ein Peritonsillar-Abszess-Rezidiv gefasst sein

Fazit
Eine Peritonsillar-Abszess-Behandlung durch Inzision („Spaltung") sollte nur noch bei narkoseunfähigen Kranken, Patienten mit nicht beherrschbaren Gerinnungsstörungen, Patienten in Myeloaplasie (dann nur Abszess-Punktion) oder solchen in Betracht kommen, die in eine Abszess-Tonsillektomie nicht einwilligen.

Weiterführende Tipps
→ Marcumarisierter Patient.

Positionsaudiometrie

Ziel
Präoperativer Nachweis einer Perilymphfistel.

Problem

Bei akuter ausgeprägter einseitiger Hörminderung ggf. auch mit gleichzeitigem Auftreten eines Nystagmus, bei fluktuierendem Hörvermögen oder evtl. auch bei therapieresistentem Hörsturz muss differentialdiagnostisch an eine Perilymphfistel gedacht werden. Bisher fehlt jedoch eine geeignete Methode, um präoperativ diese Verdachtsdiagnose zu erhärten.

Lösung und Alternativen
Läuft im Rahmen einer Ruptur der Rundfenstermembran oder aus einer Leckage im Bereich des ovalen Fensters Perilymphe aus und dringt gleichzeitig Luft in die Cochlea ein, so kommt es zu cochleo-vestibulären Symptomen. Einen diagnostischen Hinweis liefert die Prüfung des Fensterfistelsymptoms: Tritt in Seitenlage mit dem erkrankten Ohr nach unten gerichtet Schwindel und oder ein Nystagmus auf, so deutet dieses auf eine Perilymphfistel hin.

Die Lagerungsaudiometrie geht nun davon aus, dass, wenn das betroffene Ohr in Seitenlage nach oben gerichtet ist, aufgrund der Schwerkraft keine Perilymphe mehr ausfließen dürfte und es somit zu einer geringen Erholung der cochleo-vestibulären Strukturen kommen muss.

Im Rahmen dieses Testverfahrens wurden jeweils in normaler sitzender Körperhaltung und nach 30 minütiger Seitenlage mit dem betroffenen Ohr nach oben gerichtet ein Tonaudiogramm des betroffenen Ohres angefertigt. Kommt es in 2 Frequenzen zu einer Besserung um 10 dB, so ist dieser Test als positiv anzusehen.

Literatur
Hazell JW, Fraser JG, Robinson PJ (1992) Positional audiometry in the diagnosis of perilymphatic fistula. Am J Otol 13(3):263–269

Flood LM, Fraser JG, Hazell JW, Rothera MP (1985) Perilymph fistula. Four year experience with a new audiometric test. J Otolaryngol 89:671–676

Fraser JG, Flood LM (1982) An audiometric test for perilymphfistula. J Otolaryngol 96:513–520

Pau HW, Rauchfuss A, Hartwein J (1989) Unsere Erfahrungen mit dem audiometrischen Nachweis von Perilymphfisteln. HNO 37:109–111

Stoll W (1987) Das Fensterfistel-Symptom bei Läsionen des runden und ovalen Fensters. Laryngo-Rhino-Otologie 66(3):139–143

Reanimation beim Laryngektomierten

Ziel

Im Rahmen einer kardio-pulmonalen Reanimation muss auch bei einem laryngektomierten oder tracheotomierten Patienten die problemlose Beatmung gewährleistet sein.

Problem

Da als erste Hilfe eine Mund-zu-Mund-Beatmung bei einem laryngektomierten Patienten überhaupt nicht möglich und bei einem tracheotomierten Patienten nicht effektiv genug ist (Luftverlust über die Tracheotomie), sollte in beiden Fällen eine Mund-zu-Stoma-Beatmung durchgeführt werden. Diese gestaltet sich jedoch ohne Hilfsmittel (Tubus, Ambu-Beutel) wegen der anatomischen Besonderheiten äußerst schwierig, wenn nicht gar unmöglich.

Lösung und Alternativen

Jeder laryngektomierte und tracheotomierte Patient sollte stets einen Beatmungstrichter mit sich führen (Abb. 1), mit dem es im Notfall besonders für den Laien sehr einfach ist, eine Mund-zu-Stoma-Beatmung vorzunehmen (Abb. 2). Darüber hinaus muss jeder laryngektomierte Patient einen Hinweiszettel bei sich tragen, der den Ersthelfer über die veränderten anatomischen Verhältnisse informiert und somit lebensrettend sein kann.

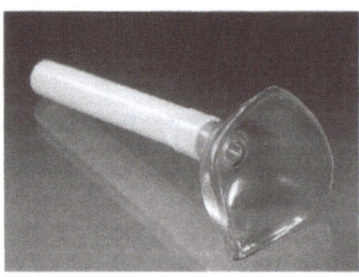

Abb. 1. Beatmungstrichter nach Stoll.

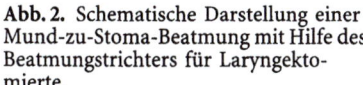

Abb. 2. Schematische Darstellung einer Mund-zu-Stoma-Beatmung mit Hilfe des Beatmungstrichters für Laryngektomierte.

Literatur

Stoll W (1982) So werden Halsatmer beatmet. Notfallmedizin 7:1258–1262
Stoll W (1983) Neuer Beatmungstrichter für Halsatmer. Notfallmedizin 8:513–515

Retrobulbäres Hämatom

Ziel

Behandlung einer retrobulbären Einblutung mit Visusminderung, um eine irreversible Erblindung zu verhindern.

Problem

Nach einem Trauma im Bereich der Orbita oder als Komplikation im Rahmen einer endonasalen NNH-Operation (Inzidenz 0,05 – 0,5%) kann es durch eine retrobulbäre Einblutung zu einer druckbedingten Durchblutungsstörung in der A. ophthalmica kommen. Diese führt wiederum innerhalb von ca. 1,5 Stunden zu einer irreversiblen Erblindung. Der Visusverlust ist auf die Kompression der A. ophthalmica, der hinteren Ziliararterien und bei Erhöhung des Augeninnendrucks über 80 mmHg auf die zusätzliche Kompression der Retinagefäße zurückzuführen.

Lösung und Alternativen

Findet sich bei einem Patienten ein retrobulbäres Hämatom mit Protrusio bulbi und Visusminderung, so ist sofort neben einer Ausräumung des Siebbeins (Killian-Zugang), Entfernung der Lamina papyracea und Schlitzung der Periorbita eine laterale Kanthotomie mit Kantholyse vorzunehmen, um eine Druckentlastung innerhalb der Orbita zu erzielen.

Durchführung der lateralen Kanthotomie

1. Ausgedehnte laterale Kanthotomie bis auf den Knochen unter kompletter, horizontaler Spaltung des lateralen Lidbändchens zunächst mit einem 15er Skalpell, dann mit einer spitzen Schere (Schutz des nachdrängenden Bulbus mit einem breiten Rasparatorium) (Abb. 1).
2. Das laterale Lidbändchen wird anschließend vertikal komplett durchtrennt (Kantholyse) (Abb. 2).
3. Mit dem Finger überprüft der Operateur, ob die Kanthotomie ausreichend ist. Ober- und Unterlid müssen anschließend weit voneinander abgespreizt werden können (Abb. 3).

Retrobulbäres Hämatom 189

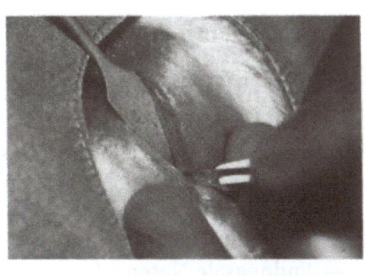

Abb. 1. Ausgedehnte laterale Kanthotomie links bis auf den Knochen unter kompletter, horizontaler Spaltung des lateralen Lidbändchens.

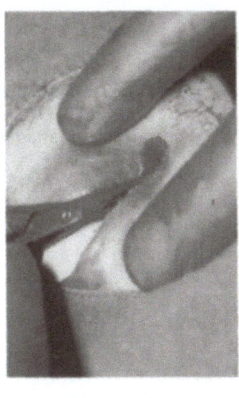

Abb. 2. Vertikale Durchtrennung des lateralen Lidbändchens mit der Schere.

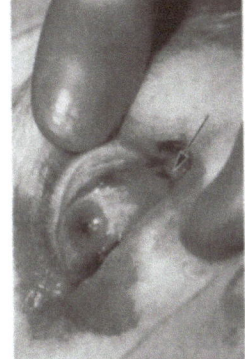

Abb. 3. Überprüfung, ob die laterale Kanthotomie (Pfeil) ausreichend weit ist.

Ist auch mit diesen Maßnahmen noch keine ausreichende Druckentlastung zu erzielen, so ist zusätzlich das Septum infraorbitale auf transkonjunktivalem Wege darzustellen und zu spalten, bis orbitales Fettgewebe prolabiert.

Anschließend sollten eine hochdosierte Steroidgabe (1 g in absteigender Dosierung) und je nach Situation eine Antibiotikatherapie erfolgen.

Weiterführende Tipps
→ Endonasale Nasennebenhöhlen-Operation.

Literatur
Rochels R, Rudert H (1995) Notfalltherapie bei traumatischem Orbitahämatom mit akuter Visusminderung. Laryngo-Rhino-Otologie 74:325–327

Stankiewicz JA (1989) Blindness and intranasal endoscopic ethmoidektomy: prevention and management. Otolaryngol Head Neck Surg 101:320–329

Saugen und Tupfen in der Mittelohrchirurgie

Ziel
Im Rahmen von Mittelohroperationen, insbesondere bei Stapesplastiken, Sickerblutungen ("oozing", engl.) atraumatisch entfernen.

Problem

Starker Sog kann nicht nur die Mittelohrschleimhaut traumatisieren, sondern z. B. bei der Stapesplastik aus dem ovalen Fenster Perilymphe absaugen, ohne dass man mit dem Sauger ins Vestibulum eintaucht.

Die bekannten Schallschädigungen durch die meist unterschätzten Saugergeräusche sollen hier nur am Rande erwähnt werden.

Lösung und Alternativen
In den HNO-Operationssälen (nicht so bei den Gefäßchirurgen) sind die filzartigen Saugkeilchen (Ethikeil® der Firma Ethicon) ganz zu Unrecht kaum noch gebräuchlich (Abb. 1). Sie sollen an dieser Stelle aber wieder in Erinnerung gebracht werden als ideales Mittel zur denkbar schonendsten Blutentfernung mit erfahrungsgemäß auch blutstillendem Effekt. Hilfsweise tun auch trockene Gelita-Stückchen gute Dienste, wenn man in so delikaten Regionen das Saugen ganz vermeiden will.

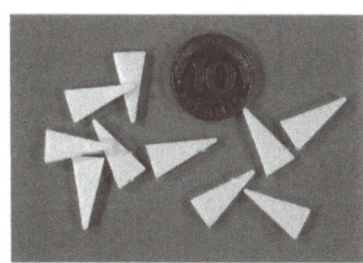

Abb. 1. Saugkeilchen mit zum Vergleich abgebildetem 10 Pfennigstück.

Schluckfunktion nach horizontaler Kehlkopfteilresektion

Ziel

Nach Resektionen von supraglottischen Tumoren und Abschluss der Wundheilung Wiedereinüben einer ausreichenden Schluckfunktion.

Problem

Für viele, besonders ältere Patienten stellt das Schlucken nach erfolgter horizontaler Kehlkopfteilresektion ein ernstzunehmendes Problem dar, welches häufig den stationären Aufenthalt unerwartet verlängert.

Lösung und Alternativen

Bereits intraoperativ kann mit der sog. Myotomie die postoperative Schluckfunktion deutlich verbessert werden. Hierzu zählt besonders die von Denecke, Thawly u. a. empfohlene Durchtrennung der Pars cricopharyngea des M. constrictor pharyngis (sog. Schleudermuskel, Abb. 1).

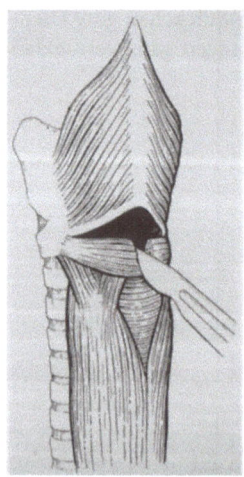

Abb. 1. Schematische Darstellung der Myotomie des M. constrictor pharyngis.

Man kann sich diesen untersten Abschnitt des Schlundschnürers für die scharfe Durchtrennung gut darstellen, wenn man mit dem Zeigefinger in den Hypopharynx und Ösohagusmund eingeht und diese Muskelpartie, die deutliche Spannung zeigt, auf dem Finger dem Skalpell entgegenführt.

Im Rahmen der Operation werden in der Regel eine Tracheotomie durchgeführt und eine Nährsonde eingelegt. Nach 1–2 Wochen, wenn Speichel beim Bonbonlutschen geschluckt werden kann (Bartual), wird mit dem eigentlichen Schlucktraining begonnen.

Als Vorbereitung müssen die Magensonde, da sie im Ösophaguseingang den Schluckakt stört, und die Trachealkanüle, um keinen Fremdkörperreiz in Ösophagusnähe auszuüben, entfernt werden. Das Stoma ist unbedingt abzukleben oder zuzudrücken. Dies wird verständlich, wenn man sich zum Vergleich eine Dose Kondensmilch vorstellt. Es kommt sehr viel mehr Milch aus der Dose, wenn ein zweites Belüftungsloch hinzugefügt wird. Das bedeutet, bezogen auf das Schlucktraining, dass bei in situ befindlicher Trachealkanüle (Belüftungsloch) sehr viel leichter Speise in den Larynx gelangt als bei abgeklebter Tracheotomie. Gelegentlich lässt sich das Schlucken dadurch erleichtern, dass die Patienten eine bestimmte Kopfhaltung (z. B. Seitwärtsneigung des Kopfes beim Schlucken) einnehmen. Für diese Schluckversuche eignet sich besonders farbiges Gelee (sog. Götterspeise), das wegen seiner Konsistenz einerseits nicht zu flüssig ist und andererseits bei Aspiration leicht abgehustet werden kann.

Literatur

Denecke HJ (1977) Plastische Korrektur des Schluckaktes und der Stimme bei Vaguslähmung. 19 Jahre Erfahrung. HNO 25 (4):140–143

Kelly JH (2000) Management of upper esophageal spincter disorders: indications and complications of myotomy. Am J Med 6; 108 (Suppl) 4a:43–46

Thawley SE, Ogura JH (1978) Cricopharyngeal myotomy. Laryngoscope 88 (5):872–874

Schmerztherapie, postoperative

Ziel
Eine effektive postoperative Schmerzbehandlung trägt erheblich zur Reduktion der perioperativen Stressantwort des Patienten bei, ermöglicht eine frühe Mobilisierung und kann dadurch unter Umständen sogar den Krankenhausaufenthalt verkürzen.

Problem

Nach operativen Eingriffen leiden zwischen 30 und 70% aller Patienten unter mäßigem bis heftigem Schmerz. Von juristischer Seite her ist nach dem Verursacherprinzip die Schmerzbehandlung eine Pflicht, die in die fachliche Zuständigkeit des behandelnden HNO-Chirurgen und des Anästhesisten fällt. Schon die präventive Gabe eines Analgetikums (z. B. schon direkt nach der Narkoseeinleitung, Gabe kurz wirksamer Opioide wie Ultvia® = Remifentanil oder Sufenta® = Sufentanil) führt zur signifikanten Schmerzreduktion, da sie die zentrale Verarbeitung des nozizeptiven Stimulus begrenzt und somit eine Sensibilisierung und sekundäre Hyperalgesie vermeidet.

Lösung und Alternativen
Die Akutschmerztherapie nach HNO-Eingriffen erfolgt nach einem standardisierten Prinzip und richtet sich grundsätzlich nach dem individuellen Bedarf des einzelnen Patienten. Die Pflegekräfte übernehmen mehr Verantwortung und Funktionen im Rahmen der Schmerzbehandlung, da sie den häufigsten Patientenkontakt haben. Feste Dosierungsintervalle werden somit eingehalten.
1. Jeder Patient wird während des gesamten Krankenhausaufenthaltes bzgl. seiner Schmerzen überwacht:
   - präoperativ auf der peripheren Station,
   - im Operationssaal,
   - im Aufwachraum und
   - wieder postoperativ auf der peripheren Station.
2. Die Dokumentation von Schmerz erfolgt mit Hilfe des von Van Aken vorgeschlagenen 4 Punkte-Scores: 0 = kein Schmerz, 1 = leichter Schmerz, 2 = mittlerer Schmerz, 3 = starker Schmerz

3. Die postoperative Schmerzbehandlung entspricht als „balancierte Analgesie" einer Stufentherapie mit synergistisch wirkenden Analgetikakombinationen. Die Akutschmerztherapie nach HNO-Operationen beruht in erster Linie auf der Verabreichung der sog. „kleinen" Analgetika (Paracetamol = Ben-u-ron®, nicht-steroidale Antiphlogistika). Die entsprechenden Kontraindikationen und Interaktionen mit anderen Medikamenten sind hier natürlich zu beachten.

Im Rahmen der postoperativen Schmerzbehandlung eignet sich für die intravenöse Applikation: *Novalgin®*(Metamizol):
Erwachsene: Einzeldosis 0,5 – 1 g, alle 6 Stunden (max. 4 × 1 g/Tag);
Kinder (>3 Monate und >8 kg KG): Einzeldosis: 10 mg/kg KG, alle 4 – 6 Stunden iv/im (max. 30 – 75 mg/kg KG/Tag).
Darüber hinaus können per os oder rektal verabreicht werden:
- *Benuron®* (= Paracetamol):
Erwachsene: Einzeldosis 0,5 – 1 g alle 4 Stunden (max. 4 g/Tag);
Kinder: Aufsättigungsdosis 20 mg/kg KG, Erhaltungsdosis 10 mg/kg KG (max. 60 mg/kg KG/Tag)
- *Novalgin®*(Metamizol):
Erwachsene: Einzeldosis 0,5 – 1 g/Tag (= 1 – 2 Tabl. bzw. 20 – 30 Trpf.) alle 4 Stunden (max. 4 × 1 g/Tag)
- *Voltaren®*(= Diclofenac):
Erwachsene: Einzeldosis 50 mg alle 8 Stunden per os oder 50 bis 100 mg Supp. (max. 150 mg/Tag)

Bei unzureichender Analgesiequalität werden antipyretische Analgetika mit einem Opioid kombiniert. Nach der Applikation muss der Patient bis zum Eintreten des Wirkmaximums überwacht werden, damit eine etwaige Atemdepression abgeschätzt werden kann.
- *Dipidolor®* (= Piritramid)
Erwachsene: Einzeldosis 0,1 – 0,15 mg/kg KG
- *Temgesic®* (= Buprenorphin)
Erwachsene: Einzeldosis 1 Tabl. sublingual
- *Tramal®* (= Tramadol)
Erwachsene: Einzeldosis 20 – 40 Trpf.; auf einem Stück Zucker oder mit etwas Wasser

Auf der Station, also postoperativ, werden Patienten ohne Schmerzen hinsichtlich ihres Schmerzgrades alle 4 Stunden kontrolliert. Bestehen *leichte Schmerzen*, erfolgt eine erneute Kontrolle nach 2 Stunden. Bei *mittleren* bis *starken Schmerzen* wird beim wachen bzw. schläfrigen

Patienten mit stabilem Kreislauf *Benuron*® verabreicht, wenn die letzte Paracetamolgabe mehr als 4 Stunden zurückliegt. Eine erneute Kontrolle des Schmerzgrades erfolgt nach einer Stunde. Bei unverändert bestehendem Schmerz sollte dann ein Opioid appliziert werden, sofern die letzte Opioidgabe mehr als eine Stunde zurückliegt. Bei *mittleren* bis *starken Schmerzen* wird beim wachen bzw. schläfrigen Patienten mit stabilem Kreislauf ebenfalls gleich ein Opioid verabreicht, wenn vor weniger als 4 Stunden bereits Paracetamol gegeben wurde und die letzte Opioidgabe wiederum mehr als eine Stunde zurückliegt.

Die *ersten zwei postoperativen Tage* wird systematisch ein Paracetamolpräparat verabreicht – oral, wenn sich die Patienten normal ernähren (Erwachsene: Anfangsdosis immer 2 g, z. B. 6×1 Brausetabl.)

Eine moderne Peridural-Anästhesie kommt für die HNO-Heilkunde leider nur sehr selten in Betracht.

Weiterführende Tipps
→ Palliativtherapie bei inkurablen Tumoren.

Literatur
Wiebalck A, Vandermeulen E, Van Aken H, Vandermeersch E (1995) Ein Konzept zur Verbesserung der postoperativen Schmerzbehandlung. Anaesthesist 44:831–842

Weißauer W (1993) Juristische Aspekte der postoperativen Schmerzbehandlung. Anästh Intensivmed 34:361–366

Singultus

Ziel
Behandlung eines Patienten mit hartnäckigem Schluckauf.

Problem

Unter Singultus (Schluckauf) versteht man ein glucksendes, inspiratorisches Geräusch, das durch ruckartige Kontraktion des Zwerchfells hervorgerufen und durch Verschluss der Stimmritze plötzlich unterbrochen wird.
Tagelang sich wiederholender Schluckauf kann zur physischen und psychischen Tortur werden. Ursächlich kommen lokale Zwerchfellreizungen (z. B. nach chirurgischen Eingriffen) oder zentralnervöse Erkrankungen (Enzephalitis, Schädelhirntrauma) höchst selten in Betracht. Eine umfassende tabellarische Darstellung der Ätiologie (mehr als 100 denkbare Ursachen) findet sich bei Launois et al. sowie bei Lewis. Zumeist bleibt die Ursache unbekannt. Dies und mehr über Physiologie und Pathophysiologie, Neuroanatomie und Therapie-Empfehlungen (s. u.) findet man in vortrefflicher Übersicht von Federspil und Zenk beschrieben.

Lösung und Alternativen
Ein Patentrezept gibt es nicht. Um aber der Quälerei ein Ende zu bereiten, lohnt es sich, eine ganze Reihe von Therapieempfehlungen zu befolgen, wobei nach unseren Erfahrungen die eine Maßnahme in diesem, eine andere in jenem Fall hilfreich sein kann. Der Erfolg rechtfertigt jeden Versuch.

Manuelle Methoden
- *Handgriff nach Naegeli:* Man trete hinter den Patienten und umgreife die seitlichen Halspartien wie folgt: Daumen hinter das Ohr, Zeigefinger an die Mandibula, mit den Spitzen des 3. und 4. Fingers sucht man sich das Zungenbein. Hat man es ertastet, hake man die beiden Fingerspitzen darunter ein. In dieser Haltung übe man mit den Unterarmen einen konstanten Zug nach kranial aus und zähle dabei bis 60. Folge: Wohl durch den starken Zug auf den N. phrenicus kann der Singultus binnen einer Minute sistieren.

- *Handgriff nach Ritschl:* 1–2 Minuten langer Druck mit den Fingerspitzen auf die Nn. phrenici, da, wo sie dem sehnigen unteren Teil des M. scalenus aufliegen.

Physiothermische Methoden
- Grob zerkleinerte Eiswürfel schlucken lassen.
- Aufträufeln von Äther aufs Epigastrium.
- Rasches Zerkauen und Verschlucken eines essiggetränkten eisgekühlten Zuckerstückchens.
- CO_2-Rückatmung aus einer Plastiktüte unter ärztlicher Aufsicht.
- Galvanische oder faradische Reizung der Nn. phrenici.

Medikamentöse Methoden
- Methylphrenidat (z. B. Ritalin®)
- Baclofen (z. B. Lioresal®), für sich alleine oder kombiniert mit Carbamazepin (z. B. Tegretal®)
- Metoclopramid (z. B. Gastrosil®, Paspertin®)
- Chlorpromazin (z. B. Propaphenin®)
(Die drei letztgenannten Medikamente werden von Federspil und Zenk favorisiert)

Körperliche Übungen
Bei vielen diesbezüglichen Empfehlungen ist das Zuhalten der Ohren, etwa mit den Fingerspitzen in den Gehörgängen, offenbar der bestimmende Faktor (mögliche Reizung des R. auricularis n. vagi), so z. B.:
- Bei fest verstopften äußeren Gehörgängen einige Schlucke Eiswasser trinken.
- Daumen in die Ohren bohren, mit beiden Zeigefingern die Nase zuhalten und den Speichel schlucken.
- Mit den Fingern in den Ohren Kaubewegungen ausführen.
- Ohren zuhalten und sich löffelweise Wasser zu schlucken geben lassen.
- Je einen Finger in die Ohren stecken, mit den restlichen Fingern ein Glas Wasser zum Mund führen und ohne zu atmen austrinken.
- Wasser in die Ohren laufen lassen, Ohren zuhalten und sich ein Glas Wasser einflößen lassen.
- (Andererseits sollen unentdeckte Gehörgangsfremdkörper einen chronische Singultus unterhalten können.)

Andere Übungen
- Kitzeln der Rachenhinterwand.
- Hartes Reiben des harten und weichen Gaumens.
- Forciertes Ziehen an der Zunge.
- Im Kopfstand den Speichel schlucken.
- Flach auf den Rücken legen, Knie so fest wie möglich umfassen und anziehen.
- Soweit es geht, vornüber beugen und ein Glas Wasser trinken.

Chinesische Akupressur
- Mit der linken Daumenkuppe das obere, mit der rechten das untere Brustbein kräftig massieren.
- Abdrücken beider Aa. radiales.
- Bei Kindern beide Handgelenke massieren.

Phrenicotomie
Ultima ratio ist nach probatorischer Leitungsblockade des N. phrenicus dessen chirurgische Durchtrennung mit dem Risiko einer Dyspnoe als Folge der ein- oder doppelseitigen Zwerchfellähmung.

Literatur
Federspil PA, Zenk J (1999) Singultus. HNO 10:867–875
Krebs E. Zit nach Naegli Th. (1894) vom Hörensagen
Launois S, Bizek JL, Whitelaw WA, Cabane J, Derenne JP (1993) Hiccup in adults: an overview. Eur Respir J 6:563–575
Lewis JH (1985) Hiccups : cause and cures. J Clin Gastroenterol 7:539–552
Pelet J(1979) Hartnäckiger Schluckauf. Hosp Trib 6 (3)
Ritschl F (1944) In: Schellong F (Hrsg.) Taschenjahrbuch der Therapie. Verlag J.A. Barth, Leipzig
Uhlmann Th (1993) Über den Schluckauf. Transit Verlag, Berlin

Sinusitis, chronische (konservative Therapie)

Ziel
Therapie eines Patienten, der unter den Symptomen einer chronischen Sinusitis (eitrige Rhinorrhoe, Nasenatmungsbehinderung, Cephalgien) leidet.

Problem
Das hochauflösende coronare NNH-CT zeigt bei einigen Patienten nur eine geringe Schleimhautschwellung im Bereich der NNH, die nicht ohne weiteres ein operatives Vorgehen rechtfertigt.

Lösung und Alternativen
Wenn die HNO-ärztliche Untersuchung keine weiteren Auffälligkeiten wie z.B. ein großes Adenoid oder eine Bursa pharyngea ergibt, ist ein konservativer Therapieversuch gerechtfertigt. Der Patient erhält eine Kombination von oralem Antibiotikum und oralem Steroidpräparat beispielsweise nach folgendem Schema:

Konservative Therapie bei chronischer Sinusitis

Medikament	Präparat	Tag	Dosierung	Tag	Dosierung
Doxycyclin 100 mg	Doxy-Wolff 100®	1–3	2×1	4-7	1×1
Methylprednisolon	Urbason® 8 mg	1–3	2×1	4-7	1×1

Zeigt sich bei der Kontrolluntersuchung nach 2 Wochen ein guter Behandlungserfolg, so ist auch bei negativem Allergietest eine vierwöchige topische Kortikoidtherapie mit einem Präparat, welches kaum resorbiert wird (z.B. Fluticason = Flutide® nasal), angezeigt.

Weiterführende Tipps
→ Endonasale Nasennebenhöhlen-Operation.

Stabilisierung der kaudalen Trachea

Ziel
Sicherung der Atemfunktion bei pathologischen Prozessen im Bereich der kaudalen Trachea.

Problem

Besonders nach Laryngektomie kann es zur Tracheitis mit Borken- und Granulationsbildung sowie Schleimhautblutungen kommen, die im schlimmsten Fall zu schwerer Dyspnoe mit vitaler Bedrohung des Patienten führen. Silberkanülen oder Tracheoflex-Kanülen reichen in solchen Fällen, weil sie zu kurz sind, meistens nicht aus, um eine ausreichende Atmung des Patienten zu gewährleisten.

Lösung und Alternativen

Soll eine temporäre, rein mechanische Stabilisierung der kaudalen Trachea erreicht werden, so genügt es meistens, eine sog. Hummerschwanz-Kanüle anzupassen (Abb. 1). Die notwendige Länge wird so gewählt, dass die Kanüle vom Stoma bis zur Carina den Atemweg stabilisiert.

Ist jedoch eine Blutung aus der durch die Tracheitis mazerierten Tracheaschleimhaut die vordergründige Problematik, so muss zur Verhinderung einer Aspiration ein blockbarer Tubus (Woodbridge) oder ggf. ein Robertshaw-Tubus (auch als Kanülen-Modell erhältlich), der eine seitengetrennte Beatmung gewährleistet und auch seitengetrennt blockbar ist, benutzt werden (Abb. 2).

Das gleiche Vorgehen in Kombination mit einer Tracheotomie eignet sich auch bei Blutungen aus tracheal eingebrochenen Tumoren oder bei

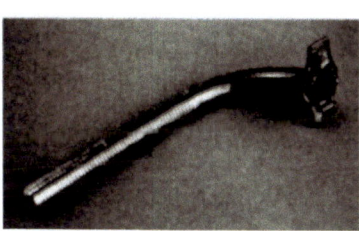

Abb. 1. Hummerschwanz-Trachealkanüle.

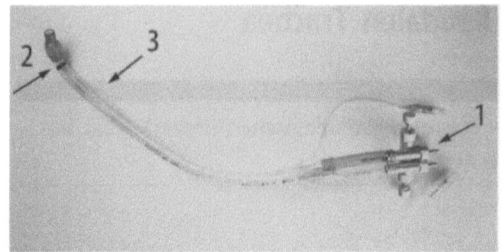

Abb. 2. Robertshaw-Tubus mit einem trachealen (3) und bronchialen (2) Cuff sowie einem Carlens-Schloss (1), welches eine seitengetrennte Beatmung der rechten und linken Lunge ermöglicht.

trachealen Schleimhautblutungen im Rahmen von angeborenen (Hämophilie) oder erworbenen (Thrombozytopenie unter Chemotherapie) Gerinnungsstörungen. Alternativ kommt bei trachealem Tumoreinbruch mit rein mechanischer Problematik als Palliativmaßnahme auch die Einlage eines Wall- oder Dumont-Stents in Frage.

Weiterführende Tipps
→ Tracheahinterwandverletzung; → Tracheotomie.

Stimmgabelprüfungen heute

Ziel

Das Ziel der Stimmgabelprüfung ist die primäre Unterscheidung einer Schallleitungs- von einer Schallempfindungsschwerhörigkeit.

Problem

Mittlerweile stehen eine ganze Reihe, teilweise computergesteuerter audiometrischer Verfahren zur Verfügung. Die Stimmgabelprüfungen wie der *Rinnesche* und der *Webersche Versuch* sind trotzdem im Alltag von Klinik und Praxis auch heute noch unentbehrlich. Sie erlauben eine rasche erste Orientierung über eine Hörstörung und sind ein Kontrollinstrument, um einen audiometrischen Befund zu bestätigen oder in Frage zu stellen. Gute Kenntnisse über die äußeren Bedingungen, die die Ergebnisse beeinflussen können, sind jedoch unerlässlich.

Lösung und Alternativen

Der deutsche Otologe *Heinrich Adolf Rinne* hat den nach ihm benannten Versuch 1855 veröffentlicht. Der Versuch besteht in einem Vergleich des Hörvermögens für Luft- und Knochenleitung. Er wird meist so ausgeführt, dass die Stimmgabel angeschlagen und mit dem Fuß auf den Warzenfortsatz gesetzt wird, bis sie nicht mehr hörbar ist. Danach wird sie ohne nochmaliges Anschlagen vor das Ohr gehalten. Hört der Patient den Ton nun über Luftleitung wieder (*Rinne positiv*), so ist der Schallleitungsapparat intakt, d. h. das Ohr ist insgesamt normal, oder es liegt eine Schallempfindungsstörung vor. Hört der Patient den Ton über Luftleitung nicht mehr (*Rinne negativ*), liegt eine Schallleitungsstörung vor.

Für das Ergebnis des Rinneschen Versuches ist eine Reihe von *äußeren Bedingungen* entscheidend: Die Stimmgabel muss so gehalten werden, dass die Zinken entweder in der Längsachse des Gehörganges oder quer dazu schwingen; bei einer Zwischenstellung (45 Grad) gerät der Gehörgang in eine Interferenzzone des Schallfeldes, und der Luftschall wird dann zu leise gehört. Je näher die Gabel an der Ohrmuschel ist, desto größer ist die Lautstärke. Eine Abstandsänderung von 5 cm auf 1 cm bewirkt einen Anstieg der Lautstärke um 20 dB.

Bei Prüfung der Knochenleitung ist die Größe des *Andrucks* wichtig. Je stärker der Stimmgabelfuß aufgesetzt wird, desto besser ist die Übertragung der Schwingungen, d. h. umso lauter wird der Knochenleitungston gehört. Bei Erhöhung des Andrucks von 350 g auf 800 g macht das 10 dB aus. Oberhalb eines Druckes von 1500 g ist der Einfluss aber nur noch gering. Deshalb sollte die Stimmgabel immer mit kräftigem Druck auf den Warzenfortsatz gesetzt werden.

Umgebungslärm bis etwa 50 dB hat keinen Einfluss auf den Ausfall des Rinneschen Versuches. Bei noch stärkerem Störgeräusch wird das Ohr jedoch so weit vertäubt, dass die Vibrationswahrnehmung an die Stelle des echten Knochenleitungshörens tritt. Das Ergebnis tendiert dann zu einem „negativen Rinne" trotz intakter Schallleitungsfunktion. Ähnlich ist es auch bei hochgradiger Schallempfindungsstörung oder Taubheit. Hier wird die Stimmgabel über Luftleitung nicht gehört, wohl aber über Knochenleitung als Vibration wahrgenommen (*Rinne absolut negativ*), was zu diagnostischen Irrtümern Anlass gehen kann. Außerdem kann in diesen Fällen der Knochenleitungston zum anderen Ohr übergehört werden. Im Mittel ist der Rinnesche Versuch bei einer Schallleitungskomponente von 25 dB negativ.

Der *Webersche Versuch* wurde 1834 von dem deutschen Physiologen Ernst-Heinrich Weber beschrieben: Der Fuß der Stimmgabel wird auf den Scheitel oder die Stirn gesetzt und der Patient gefragt, wo er den Ton wahrnimmt. Bei symmetrischem Hörvermögen (normal oder herabgesetzt) wird der Ton im Kopf (Kopfmitte) wahrgenommen, bei einer einseitigen Schallleitungsstörung wird er in das geschädigte Ohr, bei einer einseitigen Schallempfindungsstörung in das Gegenohr „lateralisiert". Bei Patienten, die Schwierigkeiten haben, ihre eigenen Wahrnehmungen richtig zu interpretieren, empfiehlt es sich, durch Zuhalten erst des einen, dann des anderen Ohrs eine Änderung des Höreindrucks zu erzeugen, damit sie gegen diesen Hintergrund das spontan Gehörte besser deuten können.

Ein reproduzierbarer *paradoxer Ausfall*, d. h. die Lateralisation in ein schallempfindungsgestörtes Ohr bei sicher normalem Schallleitungsapparat, kann besonders nach Schädeltraumen ohne Frakturen, bei Missbildungen des Warzenfortsatzes im periantralen Bereich und bei zentralen (kortikalen) Störungen beobachtet werden. *Bei einseitiger Taubheit*, die von früher Kindheit an besteht, wird oft nicht lateralisiert, ebenso bei einseitigen Schallleitungsstörungen durch schwere Missbildungen des Mittelohres und Gehörgangsatresie.

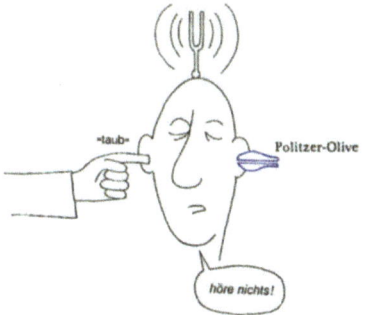

Abb. 1. Simulationsnachweis: Bei Gehörgangsverschluss des als taub erklärten Ohrs und scheinbarem Verschluss der Gegenseite durch eine offene Politzer-Olive müsste der Stimmgabelton in das „taube" Ohr lokalisiert werden.

Der Webersche Versuch spielt oft auch in der Audiometrie bei Prüfung der Knochenleitung eine wichtige Rolle, um eine *Fehlerquelle aufzudecken*, z. B. dann, wenn durch den eng ansitzenden Kopfhörer ein Gehörgang zugedrückt wird und im Tonaudiogramm artifiziell eine Schallleitungsstörung diagnostiziert wird, die die Stimmgabelprüfung nicht bestätigen kann (vgl. kollabierender Gehörgang). Andererseits gibt es Fälle, bei denen es trotz massiver Vertäubung nicht gelingt, die Lateralisation in das nicht geprüfte Ohr zu verhindern. Es wird vermutet, dass hierfür eine zentrale Komponente des Richtungsgehörs verantwortlich ist.

Der Webersche Versuch kann auch zur *Aufdeckung einer einseitig simulierten Taubheit* genutzt werden. Dazu muss das angeblich taube Ohr tatsächlich verschlossen werden. Das hörende Ohr wird zusätzlich mit einer offenen Politzer-Olive scheinbar verschlossen. Der angeblich auf der Gegenseite Taube müsste die Stimmgabel ins „taube" Ohr lateralisieren, wird aber sagen, er höre nichts, eben weil er dieses Ohr als taub simuliert. Der tatsächlich Taube nimmt den Stimmgabelton im hörenden Ohr wahr (Abb. 1).

Weiterführende Tipps

→ Aggravation einer Schwerhörigkeit; → Kollabierender Gehörgang; → Überhören und Vertäuben, Probleme.

Literatur

Lehnhardt, E (1996) Praxis der Audiometrie. 7. Auflage (Kap. 16. Aggravation, Simulation, psychogene Hörstörungen), Georg Thieme Verlag, Stuttgart New York, S. 246

Feldmann, H (1979) Audiometrie bei Erwachsenen (Kap. 11) In: Berendes J, Link R, Zöllner F (Hrsg.) Hals-Nasen-Ohrenheilkunde in Praxis und Klinik, 2. Auflage, Georg Thieme Verlag, Stuttgart New York

Tracheahinterwandverletzung

Ziel
Versorgung einer iatrogen entstandenen Tracheahinterwandverletzung.

Problem

Als Komplikation bei einer Intubation, einer Tracheobronchoskopie oder einer Punktionstracheotomie kann es zur Verletzung der Tracheahinterwand im kranialen Anteil kommen. In kurzer Zeit entwickelt sich danach meist ein Hautemphysem, welches monströse Ausmaße annehmen kann.

Lösung und Alternativen

Als Sofortmaßnahme muss im Rahmen einer starren Tracheoskopie und ggf. einer Ösopagoskopie die Läsion lokalisiert werden. Liegt sie oberhalb des Sternums, so wird von außen eine Spritzenkanüle zur Markierung in die Trachea eingestochen, bis sie endoskopisch kontrolliert genau korrespondierend zur Läsion liegt. Nach oraler vorsichtiger Intubation wird die Trachea nun im markierten Bereich von außen freigelegt und mäanderförmig vertikal gespalten (Abb. 1). Der Hinterwand-Defekt wird mit resorbierbarem Material übernäht und anschließend

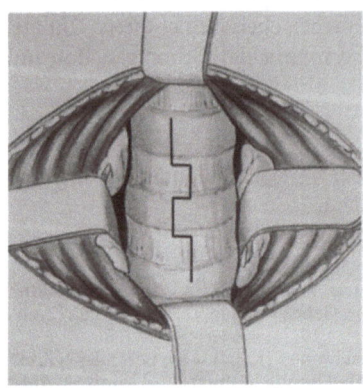

Abb. 1. Mäanderförmige Spaltung der Tracheavorderwand.

mit Fibrinkleber versiegelt. Im Anschluss wird die Trachea bis auf eine Tracheotomie wieder verschlossen. Die Tracheal-Kanüle oder der durch die Tracheotomie eingebrachte Tubus muss die Läsionsstelle überbrücken, um eine Heilung zu ermöglichen und einer weiteren Zunahme des Hautemphysems vorzubeugen.

Befindet sich die Läsion im kaudalen Tracheaabschnitt, so wird die Trachea zunächst nach vertikaler Hautinzision großflächig freigelegt. Nach stumpfer Präparation mit dem Finger wird nun die kaudale Trachea mobilisiert und durch zwei seitlich eingestochene kräftige Haltefäden nach kranial gezogen. Nach Spaltung der Tracheavorderwand (s.o.) ist nun ebenfalls ein Übernähen zum Teil bis vor die Carina möglich. Postoperativ ist für eine suffiziente antibiotische Abdeckung (auch gegen Anaerobier) zu sorgen und sorgfältig auf die Symptome einer Mediastinitis (Fieber, Schmerzen zwischen den Schulterblättern, Leukozytose, hohe BSG) zu achten.

Weiterführende Tipps
→ Stabilisierung der kaudalen Trachea.

Literatur
Stoll W, Scheffler R (1996) Erfahrungen mit der Querresektion und Längsspaltung in der Behandlung von Trachealstenosen und Trachealverletzungen. Laryngo-Rhino-Otologie 75:160–165

Tracheaspickung

Ziel

Sicherstellung einer minimalen Sauerstoffversorgung in auswegloser Situation.

Problem

Anders als bei voraussehbar schwieriger Intubation (s. dort), anders als unter allen nur erdenklichen Hilfsmöglichkeiten im Operationssaal könnte jeder Arzt, auf sich allein gestellt und ganz unvorhergesehen, der einzige Helfer für einen Erstickenden werden. Ursache dafür kann eine plötzliche Kehlkopfverlegung sein, z. B.:
- Bolus im Kehlkopf (und Versagen des Heimlich-Handgriffes)
- Insektenstich am Larynxeingang
- Quincke-Ödem im Hypopharynx
- Kehlkopftrauma

Lösung und Alternativen

Nochmals gesagt: Wenn Intubation, Tracheotomie, Punktionstracheotomie oder Coniotomie – aus welchen Gründen auch immer – nicht möglich sind, wenn man bestenfalls auf den Inhalt einer Hausbesuchstasche angewiesen ist, sollte als letzter Rettungsversuch in solchen Grenzsituationen die sog. Tracheaspickung unternommen werden.

Ausführung: 5–6 der dicksten verfügbaren Infusionskanülen (z. B. Abbocath-T-Katheter® der Größen 14 G oder 16 G, Hersteller Abbott Ireland Ltd.) werden *unterhalb* des Ringknorpels streng median und senkrecht untereinander in die Trachea eingestochen.

Die in dieser Situation verbleibenden Plastikröhrchen – zur Verringerung des Totraumes ggf. kürzer geschnitten – ermöglichen mit der Summe ihrer Lumina im günstigen Fall eine minimale Spontanatmung, die das Leben für die Dauer des Transports in eine operative Institution oder bis zum Eintreffen eines Rettungswagens erhalten kann.

Fazit: Ungeachtet ihrer möglichen Risiken oder gar ihres Misserfolges ist die beschriebene Tracheaspickung als letzter Rettungsversuch allemal besser als dem Ersticken untätig zuzusehen.

Weiterführende Tipps
- → Dilatative Punktionstracheotomie; → Tracheotomie;
- → Stabilisierung der kaudalen Trachea; → Intubation, schwierige;
- → Reanimation beim Laryngektomierten.

Tracheotomie

Ziel

Anlegen einer Tracheotomie, nach der ein gefahrloser Kanülenwechsel möglich ist.

Problem

In der postoperativen Phase nach einer Tracheotomie ist eine mögliche Komplikation, dass es im Rahmen eines Kanülenwechsels, besonders in Notfallsituationen, wenn es zu einer plötzlichen Dislokation oder Verstopfung der Kanüle gekommen ist, bei der Neueinlage zur Via falsa kommt.

Lösung und Alternativen

Aufgrund der Kanülenkrümmung ist die Hauptgefahr einer prätrachealen Via falsa die in kaudaler Richtung. Wird im Rahmen der Tracheotomie ein U-förmiger, kaudal gestielter Lappen aus der Tracheavorderwand gebildet (Björk-Lappen) (Abb. 1) und dieser an die kaudale Hautinzision adaptiert, so ist die Gefahr einer Via falsa gebannt (Abb. 2). Zudem erlaubt die spätere Rückverlagerung dieses Lappens einen Verschluss der Tracheotomie ohne Substanzverlust. Steht der Larynx bei kurzem Hals sehr tief, so ist es hilfreich, wenn die Trachea mit einem

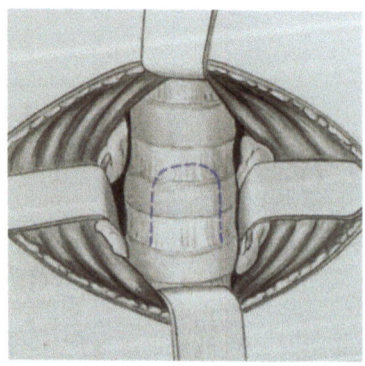

Abb. 1. U-förmige Inzision der Tracheavorderwand (gestrichelt dargestellt) zur Bildung des kaudal gestielten Björk-Lappens.

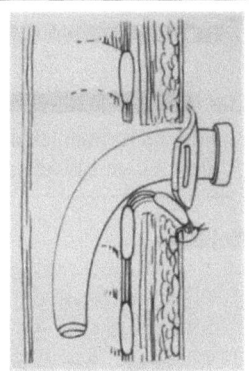

Abb. 2. Tracheotomie mit Björk-Lappen und in situ befindlicher Trachealkanüle.

scharfen Einzinkerhaken, der unter dem Ringknorpel ansetzt, nach kranial gezogen wird.

Bei Kindern darf unter gar keinen Umständen Knorpel aus des Tracheavorderwand reseziert werden, da sonst nach Dekanülierung die Gefahr einer Trachealstenose im ehemaligen Tracheotomiebreich besteht. Im Rahmen der Kindertracheotomie werden lediglich eine mediane vertikale Inzision in Höhe der 2. und 3. Trachealspange durchgeführt und die Ränder nach lateral mit zwei Haltenähten an der Halshaut adaptiert.

Um eine unbeabsichtigte Kanülendislokation zu vermeiden, muss das Kanülenbändchen bei nach vorn gebeugtem Kopf stramm angezogen werden, da in dieser Kopfhaltung der Halsumfang am geringsten ist. Beim Kanülenwechsel muss stets eine Stirnlampe für ausreichende Sicht im Tracheotomiekanal sorgen, und der Arzt muss eine Absaugmöglichkeit sowie ein langes Killian-Spekulum zur Hand haben, um die Tracheotomie nach Kanülenentfernung offen zu halten.

Weiterführende Tipps

→ Tracheotomieverschluss; → Dilatative Punktionstracheotomie.

Literatur

Berghaus A, Handrock M, Matthias R (1984) Unser Konzept bei Anlage und Wundverschluß eines Tracheostomas. HNO 32 (5):217–220

Donald JP (1998) Trachealchirurgie. In: Helms J, Herberhold C, Jahrsdoerfer RA. Kopf- und Hals-Chirurgie, Bd. 3: Hals, 2. Auflage, Georg Thieme Verlag, Stuttgart New York, S. 246

Malata CM, Foo IT, Simpson KH, Batcleclor AG (1996) An audit of Björk flap tracheotomies in head and neck plastic surgery. Br J Anal Maxillofac Surg 34 (1):42–46

Tracheotomieverschluss

Ziel
Eine nicht mehr benötigte Tracheotomie kosmetisch zufriedenstellend zu verschließen.

Problem

Eine epithelisierte Tracheotomie, die längere Zeit bestand, verschließt sich in der Regel nicht spontan nach Dekanülierung und Abkleben. Bei einer kurzfristigen Präventivtracheotomie kommt es häufig nach Dekanülierung und Abkleben zu einem kosmetisch unzureichenden Ergebnis.

Lösung und Alternativen

Nach lokaler fächerförmiger Infiltrationsanästhesie um die Tracheotomie herum wird beidseits lateral ein ca. 0,5 cm breiter und der Höhe der Tracheotomie entsprechender Türflügel aus der seitlichen Haut mit dem Skalpell gebildet (Abb. 1). Nach Mobilisierung beider „Türflügel" werden diese nach medial geschlagen und in der Mitte mit 3–5 resorbierbaren Nähten (z. B. Vicryl® 4.0) adaptiert (Abb. 2). Nun wird aus dem seitlichen subkutanen Gewebe eine Zwischenschicht mobilisiert,

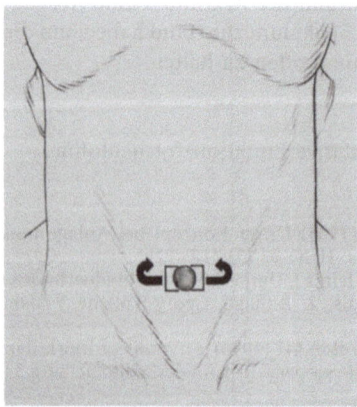

Abb. 1. Bilden des rechten und linken Türflügellappens, Einschlagen beider nach medial und vertikaler Nahtverschluss.

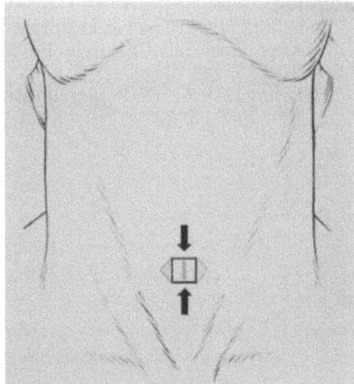

Abb. 2. Entfernung von zwei kleinen Burowschen Dreiecken (grau) beidseits und Mobilisierung der kranialen und kaudalen Haut.

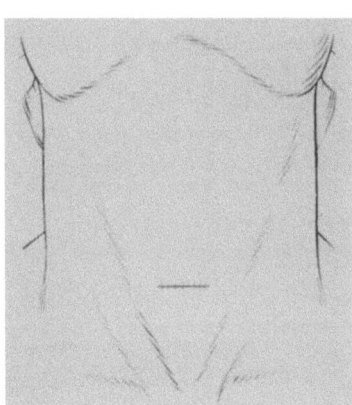

Abb. 3. Horizontaler Wundverschluss in Richtung der Hautspaltlinien.

die ebenfalls in der Mitte mit resorbierbarem Nahtmaterial vernäht wird. Abschließend wird nach ausreichender Hautmobilisation und der lateralen Resektion von jeweils einem Burowschen Dreieck rechts und links die kraniale mit der kaudalen Haut horizontal vernäht, so dass die Naht in Richtung der Hautspaltlinien zu liegen kommt (Abb. 3).

Weiterführende Tipps
→ Tracheotomie.

Literatur

Donald JP (1998) Trachealchirurgie. In: Helms J, Herberhold C, Jahrsdoerfer RA. Kopf- und Hals-Chirurgie. Bd. 3 Hals, Georg Thieme Verlag, Stuttgart New York, S. 248–249

Theissing J (1996) HNO-Operationslehre, 3.Aufl., Georg Thieme Verlag, Stuttgart New York, S. 227

Trommelfellaufrichtung

Ziel
Deckung einer traumatischen Trommelfellperforation.

Problem

Bei der Versorgung von frischen traumatischen Trommelfellperforationen hat sich das Trommelfellpflaster durchgesetzt, welches man aus einem Steri-Strip®-Streifen zurechtschneidet. Aus Gründen der Sterilität wird die angebrochene Packung („For Single Use Only", Preis für 6 Streifchen ca. 2,50 DM) postoperativ meistens verworfen.

Lösung und Alternativen

Steri-Strip®-Streifen lassen sich jedoch sterilisieren (134 °C Heissluft), ohne dass die Klebeeigenschaften beeinflusst werden. Als Steri-Strip® noch nicht zur Verfügung stand, diente ebenso gut, wenn nicht besser, Zigarettenpapier als Pflastermaterial. Es ist bis heute als Pfennigartikel für die Raucher von selbstgedrehten Zigaretten (horribile dictu) überall erhältlich.

Ein Trommelfell-gerecht zugeschnittenes Stück von nötigenfalls sterilisiertem Zigarettenpapier (Dampfsterilisation bei 134 °C, Heißluftsterilisation bei 180 °C) wird z. B. mit der Präpariernadel auf die readap-

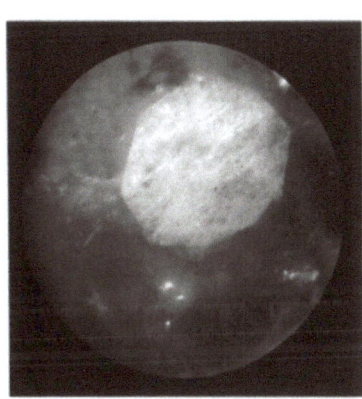

Abb. 1. Trommelfellperforation durch Steri-Strip® abgedeckt.

tierte traumatische Perforation aufgebracht und pflegt sich wegen der Dünne des Papiers faltenlos, durch reine Adhäsion haftend, der Unterlage anzuschmiegen. Die Anhaftung kann man noch sicherer machen, indem man die Unterseite des Pflasters mit einem Hauch von Actovegin 800 Augengel® (siehe Keratitits-Prophylaxe bei Facialislähmung) versieht. Das Hämodialysat aus Kälberblut in diesem Präparat wirkt zudem antibakteriell und durchblutungsfördernd, jedenfalls nicht schlechter als der Steri-Strip®-Pflasterklebstoff (Abb. 1.)

Als Material für einen Abdeckversuch zur Beurteilung eines zu erhoffenden Hörgewinns vor geplanter Myringoplastik bei trockener zentraler Perforation ist Zigarettenpapier geradezu unübertrefflich.

Literatur
Stoll W (1984) Wie werden Trommelfellperforationen im Kindesalter versorgt? Notfallmedizin 10:868–874

Überhören und Vertäuben, Probleme

Ziel
Bei der Tonschwellenaudiometrie ist es das Ziel, jedes Ohr einzeln zu prüfen.

Problem

Aufgrund der festkörperphysiologischen Bedingungen (Körperschallschwingungen) kann der Schädel immer nur als Ganzes Schwingungen ausführen. Es ist daher unmöglich, über *Knochenleitung* nur ein Ohr zu erreichen, da immer auch das andere Ohr mit einbezogen wird. Auch bei Prüfung der *Luftleitung* entsteht immer Knochenschall, da ein Teil der Energie des Luftschalls direkt auf den Knochen übergeht.

Die Gesetzmäßigkeiten des Überhörens sind:
1. Das Überhören geschieht immer auf dem Knochenleitungsweg.
2. Die Abschwächung des Überhörens beträgt für Knochenleitung 0–10 dB und für Luftleitung 50–60 dB.
3. Ein Überhören auf dem nichtgeprüften Ohr erfolgt bei Schallpegeln, die die Knochenleitungsschwelle auf diesem Ohr überschreiten.
4. Es gibt nur ein Überhören vom Ohr mit der schlechteren Knochenleitung zum Ohr mit der besseren Knochenleitung, d.h. der besseren Innenohrfunktion.

Lösung und Alternativen

Vertäubung bedeutet, dass zur alleinigen Prüfung des Ohres mit der schlechteren Innenohrfunktion die Wahrnehmungsschwelle des besseren und damit überhörenden Innenohres durch ein gleichzeitig über Luftleitung angebotenes Rauschen (meist ein Schmalbandrauschen) erhöht wird. Es ist zweckmäßig, zunächst ohne Vertäubung auf beiden Ohren die Schwellen für Luft- und Knochenleitung zu bestimmen. Die Ergebnisse des Ohres mit der besseren Knochenleitungsschwelle sind auf jeden Fall ohne Vertäubung richtig. Die Schwellenwerte des Ohres mit der schlechteren Knochenleitung müssen anschließend

mit Vertäubung überprüft werden, wenn eine oder mehrere der folgenden Bedingungen vorliegen:
1. Der Patient gibt bei der Prüfung der Luft- oder Knochenleitung an, dass er die Töne in das bessere Ohr überhört.
2. Die Knochenleitungsschwelle des schlechteren Ohres weicht um ≥10 dB von der Knochenleitungsschwelle des besseren Ohres ab.
3. Die Luftleitungsschwelle des schlechteren Ohres weicht um ≥10 dB von der Luftleitungsschwelle des besseren Ohres ab.
4. Es ergeben sich Diskrepanzen zwischen dem Tonaudiogramm und den Stimmgabelversuchen nach Rinne und Weber.

Das Vertäubungsgeräusch auf dem Ohr mit der besseren Schwelle für Knochenleitung sollte auch den Pegel besitzen, bei dem die Tonschwelle auf dem schlechteren Ohr gemessen wurde (*pegelgleiche Vertäubung*). Dabei beginnt man die Schwellenbestimmung unter Vertäubung am besten wieder mit der Luftleitung des schlechteren Ohres. War die Schwelle ohne Vertäubung bereits richtig angegeben, so ändert sie sich auch unter pegelgleicher Vertäubung nicht. Ein neuer Schwellenwert unter Vertäubung signalisiert ein Überhören der zunächst gemessenen Schwelle. Bei weiterer Steigerung des Vertäubungspegels ändert sich die korrekt gemessene Schwelle auch dann nicht, wenn Pegelgleichheit zwischen Vertäubungsgeräusch und Prüfton besteht.

Bei bestehender Schallleitungsschwerhörigkeit auf dem besser hörenden und damit zu vertäubenden Ohr ist die *Vertäubungsreserve* zu bestimmen. Hierunter versteht man, wie groß der Vertäubungspegel maximal sein darf, bis eine *Übervertäubung* eintritt. Zur Ermittlung einer Übervertäubung wird das Vertäubungsgeräusch stufenweise gesteigert. Eine zuvor richtig gemessene Luftleitungsschwelle auf dem schlechteren Ohr sinkt bei zu laut gewähltem Vertäubungsgeräusch dann plötzlich erneut ab. Der maximal zulässige Vertäubungspegel für die anstehende Prüfung der Kochenleitung sollte 5–10 dB unter diesem Wert bleiben.

Die entsprechenden Vertäubungspegel müssen in das Audiogrammformular mit eingetragen werden.

Weiterführende Tipps
→ Aggravation einer Schwerhörigkeit.

Literatur
Feldmann H (1979) Audiometrie bei Erwachsenen. In: Berendes J, Link R, Zöllner F: Hals-Nasen-Ohrenheilkunde in Praxis und Klinik. Georg Thieme Verlag, Stuttgart New York, 11.18–11.23

Venenpunktion, schwierige

Ziel
Platzierung eines großlumigen peripher-venösen Zugangs bei gering ausgeprägter Venenzeichnung.

Problem

Für die rheologische Therapie z. B. bei Hörsturz, Neuronitis vestibularis und peripherer Fazialisparese ist es notwendig, täglich ggf. über 7–10 Tage, mehrstündige Infusionen über einen peripher-venösen Zugang zu geben. Die hierzu notwendige Platzierung eines Venenzugangs kann bei Patienten mit gering ausgeprägter Venenzeichnung ein erhebliches Problem darstellen.

Lösung und Alternativen

Die folgenden drei Möglichkeiten sollen in einer solch schwierigen Situation helfen, eine geeignete Vene zur Punktion zu finden.

1. Nach Anlage eines Tourniquet für den venösen Blutstau sollte bei nur gering ausgeprägter Venenzeichnung an einer beliebigen, möglichst distalen Stelle der Extremität eine dünne „Butterfly-Kanüle" (z. B. Venofix S der Fa. Braun) intravenös platziert werden. Nach Überprüfung der intravenösen Lage werden unter Beibehaltung der venösen Stauung mit einer 20 ml Spritze ca. 50–100 ml warme Infusionslösung (z. B. NaCl 0,9%) über den liegenden Zugang langsam intravenös injiziert. Häufig können so aufgrund der „Wärmedilatation" Venen sichtbar gemacht werden, die sich dann für die Anlage eines größeren Zugangs eignen.
2. Zuerst wird ebenfalls in eine oberflächliche Vene eine Butterfly-Kanüle gelegt. Anschließend wird, unter kontinuierlicher Venenstauung, eine Ringer-Laktat-Lösung mit Mehtylenblau (z. B. Methylenblau Vitis®) in die Vene infundiert. Dadurch werden die Venen der Extremität aufgefüllt und sichtbar gemacht. Eine zusätzliche Vasodilatation kann durch Beklopfen der Vene herbeigeführt werden.
3. Nach moderater Stauung (ca. 40–60 mmHg) wird die zu punktierende oberflächliche Vene mit 2–4 Hüben Nitrolingual-Spray besprüht. Das Nitro-Präparat diffundiert nach kurzer Zeit durch die Haut,

sorgt lokal für eine Dilatation des Gefäßes und erleichtert somit die Punktion.

Literatur
Loik HM (2000) Tips und Tricks für den Anästhesisten. Springer Verlag, Heidelberg New York Tokio, S. 176–178

Verätzungen

Ziel

Effiziente Behandlung eines Patienten mit einer Verätzung der Ösophagusschleimhaut.

Problem

Das Spektrum der Substanzen, die als Verätzungsnoxen an den oberen Speisewegen vorkommen, hat sich in wenig mehr als einem Jahrzehnt grundlegend geändert. Dementsprechend gelten für Diagnose und Therapie weithin andere Regeln.

Lösung und Alternativen

Verätzungen sind insgesamt viel seltener geworden. Akzidentelle Schädigungen – bei Kindern früher oft der Beginn einer langen Leidenszeit – kommen aus mancherlei Gründen kaum noch vor: Laugen (z. B. Natronlauge) oder Säuren (z. B. Salzsäure) sind hierzulande als Reinigungsmittel im Haushalt unbekannt geworden; andere Verätzungsnoxen wie z. B. Essigessenz (als 70% Eisessig früher an vorderster Stelle des Noxen-Spektrums) ist nur noch stark verdünnt mit 25% Säureanteil auf dem Markt. Haushaltsreiniger auf Chlor- bzw. Wasserstoffsuperoxid-Basis (z B. „Domestos") sowie die gefürchteten Abflussreiniger (z. B. „Rohrfrei") sind zum Segen der Kinder nicht anders als mit Kinder-Sicherheitsverschlüssen erhältlich.

Bei Erwachsenen kommt es zu diesbezüglichen Unfällen praktisch nur noch, wenn die betreffenden Schadstoffe fahrlässig in andere Behälter oder Flaschen umgefüllt wurden. Die schwersten Verätzungen hat man in suizidal-psychotischen Fällen zu erwarten, so z. B. durch Batterie-Schwefelsäure und – mehr als Gift denn als ätzende Noxe wirksam – das Pflanzengift E 605 (s. u.), ebenfalls in Haus, Garage und Garten u. U. griffbereit.

Diagnose

Der verätzte Patient hat brennende Schmerzen, quälenden Würgereiz und Speichelfluss, in schweren Fällen auch Zeichen des Schocks und der beginnenden Intoxikation (s. u.) oder Ösophagusperforation (s. dort). Perioral und an den Lippen sind evtl. noch bräunlich-rote Ätzspuren zu sehen. Sonst, auf den Schleimhäuten, bedecken sich die geschädigten Stellen sehr bald mit weißen Fibrinbelägen. Die in fast allen Büchern fortgeschriebene Ausnahme, nämlich die gelbe Färbung bei Verätzung mit Salpetersäure – Xanthoproteinreaktion –, ist gewiss ein Rarissimum.

Auch wenn perioral, in Mund und Rachen sowie laryngoskopisch keine Verätzungsspuren auszumachen sind, kann trotzdem eine u. U. schwere Schädigung im unteren Ösophagus vorliegen (schnelle Passage des Ätzmittels in den obersten Speisewegen, Verweilen im unteren Ösophagus wegen reflektorischen Kardiakrampfes).

Therapie

Ätznoxe, wenn möglich, ermitteln. Bzgl. Intoxikation evtl. telefonische Beratung bei einer Vergiftungszentrale einholen (Telefon-Nr. Bonn: 0228-2873211, Berlin: 030-45053555, München: 089-19240). Mit Neutralisierungsversuchen sollte man sich nicht aufhalten. Die früher den Laugen zugeschriebene Kolliquationsnekrose und auch die Koagulationsnekrose bei Säuren haben sich durch entsprechende Bemühungen (Zitrusfrüchtesaft, Essigwasser bzw. Magnesia usta) weder am Patienten noch im Tierversuch eindeutig beeinflussen lassen. Zu empfehlen ist die Verdünnung durch Trinken von viel Wasser, evtl. bis zum Erbrechen. Als quasi biologischer Puffer kann Eiklar (von rohen Eiern, nicht Dotter) wirken, welches der Trinkwassermenge zugefügt wird.

CAVE: Die viel empfohlene Milch kann schaden, wenn bei unbekannter Noxe auch fettlösliche Gifte zu vermuten sind; so würde das Butterfett der Milch z. B. die Resorption von Phosphorsäureestern, z. B. E 605, noch beschleunigen bzw. in Gang bringen. Das Einführen eines Magenschlauches zur Magenspülung ist bei Verätzungen wegen der Perforationsgefahr nicht ratsam.

Neben Analgetika und neben antibiotischer Abdeckung sind von Anfang an die Kortikosteroide das wichtigste Therapeutikum (Beginn mit mindestens 100 mg bei Kindern, bei Erwachsenen mehr, im Akutstadium für eine Woche, danach Reduzierung schrittweise zu evtl. Dauertherapie von 20 mg), und zwar zur Verhinderung von Ösophagusstrikturen (Fibroblastenhemmung, „Mesenchymnarkose").

Schwere Verätzungsfälle wie z. B. nach Suizidversuchen sind sofort intensivmedizinisch zu versorgen. Hier hat die Bekämpfung des Schocks, der Intoxikation mit evtl. Entgleisen des Elektrolyt- und Wasserhaushalts, Nierenversagen, Hämolyse, Leberschädigung u. a. den Vorrang.

Endoskopie

Zu welchem Zeitpunkt die erste Ösophagoskopie erfolgen sollte, ist bis heute Gegenstand einer kontroversen Diskussion. Wir halten uns mit guten Erfahrungen an folgende Regeln:
Frühösophagoskopie: Sie ist ratsam, wenn es sich glaubhaft um einen Bagatellunfall handelt, z. B., wenn die in den Mund gelangte Noxe gleich wieder ausgespuckt wurde (so etwa immer noch unter Laborbedingungen beim Pipettieren mit dem Munde und dergl.). In solchen Fällen dient die Endoskopie dem Ausschluss von Speiseröhrenläsionen, um damit jegliche Therapie zu ersparen.
Sonst setzen wir unter der o. g. Medikation die erste Ösophagoskopie etwa für den 10. Tag nach dem Unfall an (Spätösophagoskopie).
Merke: Bis dahin lassen wir den Patienten flüssige Kost zu sich nehmen, solange er es toleriert. Andernfalls ziehen wir eine parenterale Ernährung der Sondenernährung vor (evtl. Reizung oder gar Perforation der Speiseröhre!).
Spätösophagoskopie: In Lokalanästhesie oder Intubationsnarkose wird mit starrem Rohr bis zum Einblick in den Magen endoskopiert. Sind Wandveränderungen mit Strikturneigung oder manifeste Strikturbildungen trotz der hochdosierten Kortikosteroid-Behandlung festzustellen, so wird durch das Rohr in situ unter Sicht sogleich mit der Bougierungsbehandlung begonnen.
In der Folgezeit wird unter fortgesetzter Medikation täglich erneut bougiert, bei Erwachsenen bis 45 Charrière, bei Jugendlichen bis 30 Charrière, bei Kindern bis 20 Charrière.
Gewöhnlich erlernen die Patienten das sog. Blindbougieren mit Vollbougies sehr bald an sich selber. Klinische Kontrollbougierungen oder -endoskopien in monatlichen Abständen und evtl. Rö-Kontrastdarstellungen sind aber unerlässlich.
Zu ganz engen Stenosen oder gar Obstruktionen der Speiseröhre sollte es unter den o. g. Behandlungsrichtlinien heutzutage nicht mehr kommen. Dann wäre das Bougieren mit Hohlbougies über den Faden an der Reihe, das dem darin Geübten überlassen bleiben sollte. Auch bei dieser Art des Bougierens über einen zuvor bis durch den Darm geschluckten Führungsfaden ist bei rigiden Wandverhältnissen eine iatrogene Perforation nicht ausgeschlossen (Via falsa samt mitgezerrtem Führungsfaden, meistens kardianahe).
Um noch einmal die tragischen Fälle von womöglich mehrmaligen Verätzungen in suizidaler Absicht zu erwähnen: Wenn die Patienten über-

leben, so entstehen u. U. derart harte, enge Ösophagusstenosen mit rauher Restlichtung, dass eine unendliche Bougierungsbehandlung und immer wieder Endoskopien zur Entfernung steckengebliebener Nahrungsbestandteile notwendig werden. Auch wegen des erhöhten Risikos einer Karzinomentstehung in einer so geschädigten Speiseröhre kommt schließlich eine thorakoabdominal-chirurgische Resektion in Betracht.

Weiterführende Tipps
→ Ösophagusfremdkörper.

Verhaltensmaßnahmen nach Ohroperationen

Ziel

Die Nachbetreuung eines Patienten nach einer Ohroperation wird wegen zu großer Anreisewege nicht immer vom Operateur selbst übernommen, sondern häufig von einem Hals-Nasen-Ohren-Arzt am Heimatort durchgeführt.

Problem

Nicht selten wird der Arzt in diesem Zusammenhang mit Fragen konfrontiert, die das postoperative Verhalten des Patienten in bestimmten Situationen betreffen.

Lösung und Alternativen

Nach Stapesplastik muss der Patient das operierte Ohr bei zu erwartenden lauten Geräuschen (Konzert- oder Discobesuch, beruflicher Lärm) wegen der intraoperativ durchtrennten Stapediussehne schützen. Fliegen ist 3–4 Wochen postoperativ durchaus möglich. Rauhe Sportarten (z. B. Reiten, Fußball- oder Handballspielen u. ä.) sind erst nach 6 Wochen wieder zu erlauben. Drei Wochen postoperativ darf kein Wasser in den Gehörgang gelangen. Tieftauchen, Drachenfliegen und Paragliding sind nur zu gestatten, wenn bei einer Tympanometrie mit +400 mm Wassersäule unter der Frenzelbrille oder bei der Elektronystagmographie keine Nystagmen zu erkennen sind und der Patient während der Druckerhöhung nicht unter Schwindel leidet (persönliche Mitteilung Prof. Hüttenbrink, Dresden).

Nach Tympanoplastik sind Fliegen, Skifahren und Bergtouren in großer Höhe 3–4 Wochen nach der Operation wieder möglich. Ggf. sind vor dem Start und der Landung Nasentropfen zu nehmen.

Radikalhöhlen sind immer vor Wasser zu schützen, da die vestibuläre Reizung des nun sehr exponierten horizontalen Bogengangs zu starkem Schwindel mit temporärem Orientierungsverlust führen kann (Gefahr des Ertrinkens).

Keine Höhle, kein Gehörgang darf ständig mit Watte verschlossen werden. Das Epithel benötigt Luft, um trocken und gesund zu sein.

Nach Paukendrainage gehen die Meinungen über eine Bade-/Schwimmeinschränkung von strengem Verbot bis zu völliger Beliebigkeit weit auseinander. Eine Meta-Analyse von 619 Kindern mit PR ergab keine signifikanten Unterschiede zwischen Kindern mit und ohne Ohrprotektion beim Schwimmen. Der Gehörgangsverschluss mit vaselinegefetteter Watte unter einer Badekappe bietet hinreichend Sicherheit.

Merke: Paukeninfektionen entstehen viel eher durch retrogrades Eindringen von Wasser via Eustachische Röhre beim Kopfsprung bzw. Kopfuntertauchen.

Weiterführende Tipps
→ Mittelohrimplantate im MRT.

Literatur
Faas I (1999) Vor- und Nachbehandlung von Ohroperationen. HNO Grundlinien (Beilage HNO-Informationene) 3

Johnson DW, Mathog RH, Maisel RH (1977) Tympanostomy tube protection with ear plugs. Arch Otolaryngol 103 (7):377–380

Lee D, Youk A, Goldstein NA (1999) A meta-analysis of swimming and water Precautions. Laryngoscope 109:536–540

Paker GS, Tami TA, Maddox MR, Wilson JF (1994) The effect of water exposure after tympanostomy tube insertion. Am J Otolaryngol 15 (3):193–196

Schmelzer A, Hildmann H (1999) Nachbehandlung nach Ohroperationen. Laryngo-Rhino-Otologie 78:103–106

Vestibuläre Störungen, klinische Differenzierung

Ziel

Bei einem Patienten mit Schwindel und Spontannystagmus soll im Rahmen einer einfachen klinischen Untersuchung eine Differenzierung zwischen einer peripheren und einer zentralen vestibulären Störung vorgenommen werden.

Problem

Häufig werden Patienten mit Schwindelbeschwerden und z. T. auch mit einem Spontannystagmus im Notdienst vorstellig, wo nicht die gesamte Palette der vestibulären Diagnostik (Computernystagmographie, Videookulographie usw.) zur Verfügung steht. Trotzdem muss eine sichere Einordnung des Krankheitsbildes vorgenommen werden.

Lösung und Alternativen

Findet sich bei einem Patienten ein Spontannystagmus, so ist zuerst zwischen einem horizontalen und einem vertikalen Spontannystagmus zu unterscheiden.

Anschließend muss untersucht werden, ob der Nystagmus beim Blick in die fünf Hauptblickrichtungen seine Richtung beibehält oder ändert (sog. Blickrichtungsnystagmus). Weiterhin ist zu prüfen, ob sich der Nystagmus durch Fixation supprimieren lässt oder nicht (fehlende Fixationssuppression).

Durch sinusförmiges Bewegen seines Zeigefingers vor den Augen des Patienten und gleichzeitiger Beobachtung der Bulbusbewegungen prüft der Arzt die langsamen Augenfolgebewegungen (sog. glatte Blickfolge). Sind die Augenbewegungen nicht „glatt", sondern durch ruckartige Nachstellbewegungen unterbrochen, so handelt es sich um eine Sakkadierung der langsamen Augenfolgebewegungen.

Finden sich ein vertikaler Spontannystagmus, ein Blickrichtungsnystagmus, eine fehlende Fixationssuppression oder sakkadierte langsame Augenfolgebewegungen, so deutet dies auf eine zentrale Störung hin. Dann ist eine neurologische Untersuchung ggf. mit Lumbalpunktion und MRT unumgänglich. Einen weiteren Hinweis auf eine zentralvestibuläre Störung liefert eine deutliche Diskrepanz zwischen der

Nystagmusintensität und dem subjektiven Schwindelgefühl (heftiger Spontannystagmus mit geringer Schwindelsymptomatik).

Weiterführende Tipps
→ Vestibularisprüfung; → Minimaler Eiswassertest; → Dandy-Phänomen.

Literatur
Baloh RW(1998) Differentiating between peripheral and central causes of vertigo. Otolaryngol Head Neck Surg; 119(1):55–59

Vestibularisprüfung

Ziel

Zuverlässige vestibuläre Befunde erheben, obwohl es eine sehr große interindividuelle Streubreite gibt und die vestibulären Untersuchungsmethoden sehr störanfällig sind.

Problem

Da die Ergebnisse der vestibulären Diagnostik stark von der Vigilanz abhängen, gibt es einige Einflüsse, die sich negativ auf die Ergebnisse der Vestibularisprüfung auswirken und deshalb unbedingt vermieden werden müssen.

Lösung und Alternativen

Der ärgste „Feind" der vestibulären Befunderhebung ist die Müdigkeit. Daher sind Medikamente, die einen zentral dämpfenden Einfluss haben wie z. B. Benzodiazepine, β-Blocker oder Neuroleptika 4–6 Tage vor der geplanten Untersuchung abzusetzen. Gleiches gilt insbesondere wenn möglich für Antivertiginosa (z. B. Betahistin). Weiterhin muss sichergestellt werden, dass der Patient 24 Stunden vorher keinen Alkohol zu sich genommen hat. Im Rahmen der vestibulären Begutachtung kann es bei unklaren Befunden sogar sinnvoll sein, anhand einer Blutprobe die Blutalkoholkonzentration zu bestimmen, da Alkohol u. a. die Befunde einer zentral-vestibulären Störung imitiert. Gerade im Rahmen der Begutachtung ist es notwendig, die vestibuläre Untersuchung morgens durchzuführen. Zur Aufrechterhaltung der Vigilanz ist es besser, die kalorische Prüfung im Sitzen mit 60° nach hinten geneigtem Kopf (Methode nach Veits) als im Liegen mit 30° angehobenem Kopf (Methode nach Hallpike) durchzuführen. Während kalorischer und rotatorischer Prüfungen sorgt zusätzliches Kopfrechnen (1000- 7-7-7-7-7-7 etc.) für ausreichende Vigilanz.

Bei der Elektronystagmographie werden die besten Ergebnisse erzielt, wenn die lateralen Elektroden 1 cm neben dem Augenwinkel platziert werden, da so das höchste korneo-retinale Potential abgegriffen wird und die dafür genügende geringe Verstärkung Artefakte besser unterdrückt. Eine Dunkeladaptationszeit von 10 min muss unbedingt eingehalten werden, da dann das korneo-retinale Potential optimal an die Dunkelheit angepasst ist.

Anamnestisch ist nach Augenerkrankungen oder -operationen zu fahnden. Stärkere Fehlsichtigkeiten müssen mittels Brille oder Kontaktlinsen korrigiert werden, da ansonsten eine ungenügende Kalibrierung, eine gestörte Blickfolge oder ein pathologischer Sakkadentest auftritt. Im Rahmen des Sakkadentests ist eine möglichst lange Zeitkonstante zu wählen, um eine Kurvenrückführung zu vermeiden.

Weiterführende Tipps

→ Minimaler Eiswassertest; → Vestibuläre Störungen, klinische Differenzierung.

Literatur

Lockemann U, Westhofen M (1996) Behinderung vestibulärer Diagnostik durch Alkoholeinfluß. Laryngo-Rhino-Otologie 75:646–648

Schmäl F, Stoll W (1996) Der Einfluß verschiedener Elektrodenanordnungen und willkürlicher, reproduzierbarer Artefakte auf die computergestützte Nystagmusanalyse. Laryngo-Rhino-Otologie 75:148–153

Stoll W, Matz DR, Most E, Rudolf AE (1998) Schwindel und Gleichgewichtsstörungen. Georg Thieme Verlag, Stuttgart New York, 3. Auflage

Wasserprobe

Ziel

Prüfen, ob es bei der Rippenknorpelentnahme im Rahmen einer Septorhinoplastik zu einer Pleuraverletzung oder bei der Exstirpation einer medianen Halszyste im Verlauf der Zungenbeinresektion zu einer Hypopharynxeröffnung gekommen ist.

Problem

Bei der Entnahme von Rippenknorpel zum Aufbau der knorpeligen Nase im Rahmen einer Septorhinoplastik kann es zu einer Pleuraverletzung mit nachfolgendem Pneumothorax kommen. Eine ähnliche Gefahr, nämlich die der Hypopharynxeröffnung, besteht bei der Exstirpation einer medianen Halszyste, wenn, wie es lege artis durchzuführen ist, der Zungenbeinkörper reseziert wird.

Lösung und Alternativen

In beiden Situationen hilft die Wasserprobe, ein „Luftleck" zu erkennen. Nach erfolgter Rippenknorpelentnahme wird das Operationsgebiet mit NaCl-Lösung aufgefüllt und bei forcierter Beutelbeatmung geprüft, ob Luftblasen als Zeichen einer Pleuraverletzung in der Kochsalzlösung aufsteigen.

Vor der Exstirpation einer medianen Halszyste wird ein Absaugkatheter peroral in den Hypopharynx eingelegt und mit einem Pflaster auf der Wange fixiert. Nach erfolgter Zysten- und Zungenbeinkörperexstirpation wird dann nach Ausstreichen der Halsweichteile das Operations-

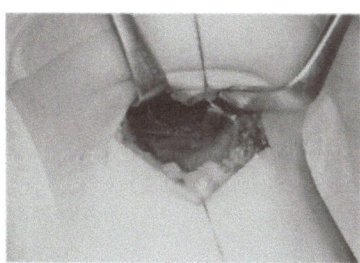

Abb. 1. Mit Wasser aufgefülltes Wundgebiet nach Exstirpation einer medianen Halszyste.

gebiet ebenfalls mit NaCl-Lösung aufgefüllt (Abb. 1). Eine Hilfsperson bläst nun über den Absaugkatheter mittels einer Blasenspritze Luft in den Hypopharynx, und der Operateur beobachtet, ob Luftblasen als Zeichen einer Perforation aufsteigen. Ist es zu einer Schleimhautperforation gekommen, so ist der Defekt zu übernähen, und der Patient muss für einige Tage über eine Magensonde ernährt werden.

Weiterführende Tipps
→ Zungengrundstruma.

Zervikale Raumforderung

Ziel
Ätiologische Klärung einer nicht akut entzündlichen zervikalen Raumforderung.

Problem

Welche diagnostischen Maßnahmen sind geeignet, die Ätiologie der Raumforderung zu klären?

Lösung und Alternativen

Zuerst müssen die Inspektion (Zuordnung zu anatomischen Strukturen) und Palpation (Konsistenz, Verschieblichkeit, Pulsation) helfen, die Raumforderung näher zu charakterisieren. Die Erhebung der HNO-Spiegelbefunde und die Untersuchung der behaarten Kopfhaut dienen dem Ausschluss eines malignen Geschehens (auch Parasiten) in diesen Bereichen. Darüber hinaus müssen der Zungengrund und die Tonsillenloge nach Resistenzen (submukös wachsende Tumoren) ausgetastet werden.

Eine sonographische Untersuchung des Halses stellt die Beziehung zur Parotis (Frage Parotistumor), zur Carotisgabel (Frage Glomustumor) und die Binnenstruktur der Raumforderung (zystisch, solide, inhomogen) dar. Besteht der V. a. ein pleomorphes Adenom der Gl. parotis, so darf wegen der Gefahr der Zellverstreuung niemals eine Probeexzision (Kunstfehler), ja vielleicht nicht einmal eine Stanzbiopsie oder Punktion vorgenommen werden, sondern es muss eine laterofaziale oder auch totale Parotidektomie (bei Tumoren des medialen Lappens) durchgeführt werden.

Bei V. a. einen Glomustumor sollten präoperativ neben einem CT oder MRT vom Hals auch eine Angiographie und ggf. Embolisation vorgenommen werden.

Bei V. a. eine unklare Lymphknotenvergrößerung ist eine Blutuntersuchung (Antikörpernachweis) auf Toxoplasma gondii (Toxoplasmose), Bartonella henselae bzw. Afipia felis (Katzenkratzkrankheit) und HIV (AIDS) sowie ein Tine-Test sinnvoll.

Bei Halslymphknoten-Tuberkulose gelten röntgenologisch nachgewiesene Verkalkungen in der Halsaufnahme als pathognomonisch. Zusätzlich sollte generell bei Tuberkuloseverdacht eine Rö-Thorax-Aufnahme sowie eine Sputum- und Magensaftuntersuchung auf säurefeste Stäbchen erfolgen.

Besonders im Kindesalter treten unilaterale Lymphknotenschwellungen mit einer einschmelzenden großherdigen granulomatösen Reaktion auf, die durch sog. atypische Mykobakterien verursacht sind. Eine Abgrenzung gegenüber dem Mycobacterium tuberculosis gelingt nur mittels einer Polymerasekettenreaktion (PCR). Für diese Untersuchung benötigt der Mikrobiologe soviel Gewebe wie möglich, welches als Nativmaterial in NaCl Lösung in einem sterilen Gefäß asserviert werden sollte. Bei der Behandlung der atypischen Mykobakteriose ist die chirurgische Therapie Mittel der ersten Wahl.

Die nuklearmedizinische Untersuchung der Glukoseaufnahme mittels Positronen-Emissions-Tomographie (PET) ergibt für maligne Raumforderungen deutlich höhere Werte als für benigne Tumoren und kann somit auch zur Differentialdiagnose (Mindestgröße 2–3 cm) beitragen.

Führt auch eine orale Antibiotika-Therapie nicht zum Verschwinden der Raumforderung, so muss diese exstipiert weden, um eine histologische Untersuchung durchführen zu können.

Bei V. a. ein Lymphom sollte zusätzlich immer natives Material eingesandt werden, um dem Pathologen eine immunhistochemische Diagnostik zu ermöglichen.

Bei langjährigen Rauchern sind neben einer PE in gleicher Sitzung eine Panendoskopie und ggf. auch eine Tonsillektomie zum Malignomausschluss vorzunehmen.

Handelt es sich um eine Melanom-Metastase, so sind neben einer dermatologischen Untersuchung auch eine augenärztliche Vorstellung zum Ausschluss eines Aderhautmelanoms und ein CT der NNH zum Ausschluss eines Schleimhautmelanoms unumgänglich.

Weiterführende Tipps
→ Infektiöser Patient.

Literatur

Dreher A, Grevers G (1996) Katzenkratzkrankheit. Laryngo-Rhino-Otologie 75:403 – 407

Reißer C, Tasman AJ, Haberkorn U, Strauss LG (1994) Differentialdiagnostik der metastasenverdächtigen Halsschwellungen mittels Positronen-Emissions-Tomographie. Laryngo-Rhino-Otologie 73:523 – 526

Sechi LA, Dupre I, Sanguinetti M, Fadda G, Zanetti S (1999) Simple and rapid identification of different species of Mycobacteria by PCR. Mol Cell Probes 13(2):141–146

Zungenbrennen

Ziel

Eine Vielzahl auslösender Faktoren kann bei der häufigen und vieldeutigen Symptomatik des Zungenbrennens in Betracht kommen, so dass ggf. eine internistische, dermatologische, neurologische, zahnärztliche und manchmal auch psychosomatische Mitbehandlung notwendig werden.

Problem

Missempfindungen der Zunge äußern sich als Kribbeln, Schmerzen oder als Brennen und werden vorwiegend auf den Bereich der Zungenspitze oder des Zungenrandes projiziert. Die Beschwerden können in ihrer Intensität wechseln, nehmen jedoch meist im Laufe des Tages zu und pflegen sich teilweise durch Nahrungsaufnahme (Hitze, Säure, Gewürze) zu verstärken.

Lösung und Alternativen

Ausgehend vom entsprechenden Untersuchungsbefund der Zunge weisen Arnold und Ganzer auf die von *Veldman* beschriebene Systematik des Zungenbrennens hin. Diese ist zwar etwas vereinfacht, aber doch sehr prägnant, und gibt dem Kliniker eine gute diagnostische Orientierung.

- *Keine pathologischen Zungenveränderungen:* Gastrointestinale Störungen, elektrogalvanische Effekte (unterschiedliche Metalle im Mund-Zahn-Bereich), besonders nach Alkoholgenuss, Morbus Hodgkin.
- *Normal feuchte, gerötete Zunge:* Möller-Hunter-Glossitis (perniziöse Anämie, B_{12} Avitaminose), Pellagra (Niazin und B-Komplex Avitaminose).
- *Normal feuchte, gerötete und geschwollene Zunge:* Allergie gegen Prothesenmaterial und/oder Nahrungsmittel.
- *Gerötete und trockene Zunge:* Diabetes mellitus, Sjögren-Syndrom, Plummer-Vinson-Syndrom (hypochrome Anämie und Dysphagie), Zustand nach Radiotherapie.

- *Derbe, vergrößerte, an der Oberfläche aufgeworfene Zunge:* Neoplasma, Amyloidablagerungen (hier unbedingt den Zungengrund palpieren!), syphilitisches Spätstadium.
- *Graue, glatte Zunge:* Lichen ruber planus atrophicans, zirkumskripte Sklerodermie.
- *Gerötete Zunge mit grau-weißlichem, abwischbarem Belag:* Soormykose.
- *Gerötete normale Zunge mit Brennen und zusätzlich einschießenden Schmerzen:* Neuralgie des N. lingualis, des N. hypoglossus oder des N. glossopharyngeus (immer Neoplasie in der hinteren Schädelgrube und im extrakraniellen Nervenverlauf ausschließen!). Störungen im atlanto-okzipitalen Übergang oder Costen-Syndrom ebenfalls möglich.
- *Ausschlussdiagnose bei normalem Zungenbefund:* Psychogene Glossodynie (oft bei Karzinophobie oder larvierter Depression).

Bedacht werden sollte, dass ein Zungenrand, an dem ständig spitze und scharfkantige Zähne reiben, eine Prädilektionsstelle für die Entstehung eines Karzinoms darstellt.

Eine spezifische Therapie muss die ursächlichen Faktoren des Zungenbrennens berücksichtigen, sofern diese in der oben beschriebenen interdisziplinären Vorgehensweise zu eruieren sind. Neuerdings soll auch bei Zungenbrennen an Helicobacter pylori-Auswirkungen gedacht werden. Allgemein sind scharfe und heiße Speisen zu meiden. Mundspülungen sollten mit Salbeitee, Bepanthen® Roche Lösung, Pyralvex® u. a. erfolgen. Besteht gleichzeitig ein nichtmykotischer Zungenbelag, sollte die Zunge täglich nach den Mahlzeiten mit einer weichen Zahnbürste 3 min lang gitterförmig gebürstet werden.

Hier kann eine spezielle Mündspüllösung hilfreich sein:

Rp.:
- Urea pura 40,0 in Aqua dest.
- ad 100,0. Mf Sol. DS Mundwasser.

Besteht gleichzeitig ein Salzgeschmack, so soll die Einnahme von 1×1 Tbl. Spironolacton 100 mg (z. B. Aldactone®) nach 3–7 Tagen eine Linderung verschaffen. Das Medikament findet als Diuretikum sonst in der Bluthochdrucktherapie Anwendung.

Literatur
Arnold W, Ganzer U (1999) Checkliste Hals-Nase-Ohren-Heilkunde. 3. neu bearbeitete und erweiterte Auflage. Georg Thieme Verlag, Stuttgart New York, S. 307–308

Zungengrundstruma

Ziel

Vermeidung irreversibler Schäden bei V. a. eine Zungengrundstruma.

Problem

Bei der HNO-Spiegeluntersuchung wird eine größere Raumforderung des Zungengrundes in der Regel auffallen. Die weitere Dignität lässt sich jedoch meistens nur im Rahmen einer Probeexzision klären. Vor einer solchen PE oder gar vor einer Exstirpation ist es bei einer Raumforderung des Zungengrundes unbedingt notwendig, eine Zungengrundstruma auszuschließen.

Lösung und Alternativen

Findet sich laryngoskopisch eine glatte kugelige Raumforderung in der Mitte des Zungengrundes und scheint diese aufgrund ihrer Gefäßzeichnung stark vaskularisiert zu sein, so muss an eine Zungengrundstruma gedacht werden.

Zuerst ist im Rahmen einer Halssonographie zu klären, ob paralaryngeal bzw. paratracheal orthotopes Schilddrüsengewebe vorhanden ist. Lässt sich dort kein Schilddrüsengewebe nachweisen, so ist in jedem

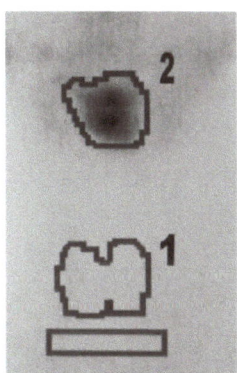

Abb. 1. Szintigramm der gleichen Patientin zeigt die Zungengrundstruma (2) bei gleichzeitigem Fehlen von orthotopem Schilddrüsengewebe (1).

Fall durch eine Schilddrüsenszintigraphie der Nachweis zu erbringen, dass es sich bei der kugeligen Raumforderung des Zungengrundes um endokrin aktives Schilddrüsengewebe handelt (Abb. 1). Bei 75% der Patienten mit Zungengrundstruma ist dieses Gewebe das einzige Schilddrüsengewebe. Darüber hinaus sollte stets bedacht werden, dass gelegentlich auch die Nebenschilddrüsen der Struma im Zungengrund anliegen. Eine Entfernung hätte somit für den Hormonhaushalt des Patienten fatale Folgen mit der Notwendigkeit lebenslanger Substitution.
Ist eine weitere Bildgebung erforderlich, so sollte ein MRT (Abb. 2) und kein CT mit Kontrastmittel (Gefahr der Jodkontamination) angefertigt werden. Zusätzlich ist die Bestimmung der Schilddrüsenhormone im Blut notwendig.
Eine PE aus dem stark vaskularisierten Gewebe ist wegen der starken Blutungsgefahr nur in Narkose sowie in Tracheotomiebereitschaft ratsam.
Die Therapie richtet sich nach den Beschwerden (wenn überhaupt), dem Hormonstatus, und ist abhängig davon, ob es sich um das einzige Schilddrüsengewebe handelt oder nicht.
Als therapeutische Maßnahmen kommen daher eine Suppressionstherapie mit Schilddrüsenhormonen, ggf auch bei älteren Patienten eine Radiojod-Therapie, eine operative Entfernung mit Replantation von Schilddrüsengewebe in den M. pectoralis, den M. rectus abdominis bzw. die Halsweichteile oder eine Transposition der ektopen Schilddrüse samt dazugehörigen Gefäßen über eine laterale Pharyngotomie in die Halsweichteile in Betracht.

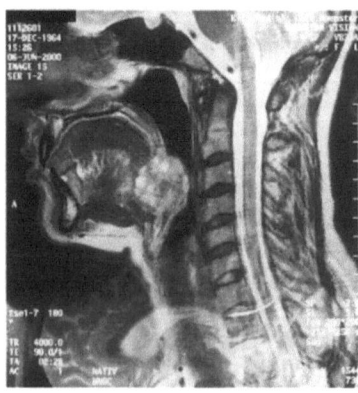

Abb. 2. Kernspintomogramm in sagittaler Schichtung zeigt die kugelige Raumforderung des Zungengrundes.

Welche Therapie auch immer durchgeführt wird, bei V. a. einer Zungengrundstruma sind eine Sonographie der orthotopen Schilddrüsenregion und eine Schilddrüsenszintigraphie unerlässlich.

Analoges gilt auch für vermeintliche Halszysten, wenn sie sich palpatorisch und sonographisch nicht eindeutig als Zysten darstellen.

Literatur

Deitmer T, Stoll W (1985) Seltene Zungengrundtumoren und ihre Therapie. HNO 33:366–369

Ramos-Gabatin A, Pretorius HT (1985) Radionucleid turnover studies on ectopic thyreoid glands: case report und survey of the literature. J Nucl Med 26: 285–262

Rojananin S, Ungkanont K(1999) Transposition of the lingual thyroid: A new alternative technique. Head Neck Aug. 21(5):480–483

Zungen-Schlund-Syndrom

Ziel
Erkennung und Behandlung einer seltenen Neuroleptikanebenwirkung.

Problem

Neuroleptika werden nicht nur in der Psychiatrie, sondern mancherorts noch immer seitens der Anästhesisten als Prämedikation vor Narkosen oder vom HNO-Operateur selbst vor Eingriffen in Lokalanästhesie eingesetzt. Zu ihnen zählen u. a. auch das altbekannte Atosil®, das Ritalin® (beim hyperkinetischen Syndrom der Kinder) und manche Antiemetika, sämtlich Derivate des Phenothiazins. Eine ihrer Nebenwirkungen, bereits nach niedriger Dosierung und besonders häufig im Jugend- und Kindesalter möglich, ist das sog. Zungen-Schlund-Syndrom. Wenn der HNO-Arzt nicht selbst der Operateur ist, so wird er doch als vermeintlich Zuständiger zum Konsil gerufen.

Lösung und Alternativen
Symptomatik
Postoperativ, eventuell erst nach Verlegung aus dem Aufwachraum, kommt es für den, dem es noch nie begegnet ist, zu einem erschreckenden Bild: Der durchaus wache, ansprechbare Patient wird von grotesken tonischen Krämpfen der Zungen-, Schlund- und Halsmuskulatur mit torticollisähnlichen Verdrehungen der Schulter-Nackenmuskulatur gequält. Bei allgemeiner Hyperkinese sind Sprechen und Schlucken manchmal unmöglich. Wenn Tetanus, Epilepsie und Enzephalomyelitis nicht in Betracht kommen, sind diese grobmotorischen Extrapyramidal-Symptome für den Kranken zwar sehr unangenehm, aber relativ harmlos. Das Wissen um diese Nebenwirkung ermöglicht ihre rasche Beseitigung.

Therapie
Die i.v.-Applikation eines Anti-Parkinson-Mittels (z. B. 1 ml Akineton®) führt prompt zum Verschwinden der beängstigenden Symptomatik.

Produkt- und Herstellerverzeichnis

Hersteller	Produkt
Abbott GmbH Postfach 2103 Max-Planck-Ring 2 65205 Wiesbaden Tel. 06122-582088 e-mail: Über Homepage www.abbott.de	**Abbocath-T-Katheter 14 od. 16 G®**
Cochlear GmbH Karl-Wiechert-Allee 76 30625 Hannover Tel. 0511-542770 e-mail: info@cochlear.com www.cochlearimplant.com	**CI®**
MED-EL Deutschland GMBH Münchner Str. 15b 82319 Stamberg Tel. 08151-77030 e-mail: office@medel.de www.medel.com	**CI®**
William Cook Europe A/S Sandet 6, DK 4632 Bjaeverskov, Denmark Tel. 56871133 e-mail: Über Homepage www.cook-inc.com.	**Ciaglia Perkutanes Tracheotomie und Einführset EZ-PASS™**
Dispomedica GmbH Holzmuehlenstr. 84-86 22041 Hamburg Tel. 040-6965640 e-mail: Über Homepage www.dispomedica.de	**Easy-flow-Drainage** (Silikon Penrose Kapillar-Drain®)

Hersteller	Produkt
Wacker-Chemie GmbH 81737 München Tel. 0800-6279800 e-mail: silicones@wacker.com www.wacker.de	**Elastosil 126 transparent**®
PPG Hellige GmbH Saiferstr. 27 55262 Heidesheim Tel. 06132-56236 Keine Angaben Keine Angaben	**Elektroden-Creme**
Medtronic Xomed 6743 Southpoint Drive North Jacksonville, FL 32216 USA Tel. (++)1 800-8745797 e-mail: Über Homepage www.xomed.com	**Epistat-II-Nasal-Catheter**®
Ethicon GmbH Robert-Koch-Str. 1 22851 Norderstedt Tel. 040-529701 e-mail: Über Homepage www.ethiconinc.com	**Ethibond Excel**®
Ethicon GmbH Robert-Koch-Str. 1 22851 Norderstedt Tel. 040-529701 e-mail: Über Homepage www.ethiconinc.com	**Ethibond**®

Produkt- und Herstellerverzeichnis 243

Hersteller	*Produkt*
Ethicon GmbH Robert-Koch-Str. 1 22851 Norderstedt Tel. 040-529701 e-mail: Über Homepage www.ethiconinc.com	**Ethikeil**®
Uromed Meessen 7 22113 Oststeinbek Tel. 040-7130070 e-mail: service@uromed.de www.uromed.de	**Harnröhrenbougie**®
Symphonix Devices AG Schäferweg 20, Postfach CH-4019 Basel Tel. 0041-61639-9700 e-mail: Über Homepage www.symphonix.com	**Implantierbare Hörgeräte**®
Lohmann Gruppe Lohmannstr. 2 56626 Andernach Tel. 02632-990 e-mail: Über Homepage www.lohmann-gruppe.de	**Lomacoll-Bürofolie**®
Otopront 65329 Hohenstein Tel. 06120-92170 e-mail: info@otopront.de www.otopront.de	**Luzerner Messplatte**®

Hersteller	Produkt
3 M Health Care Gelsenkirchener Str. 11 46325 Borken Tel. 02861-950 e-mail: Über Homepage www.3m.com	**Mikropor®**
Medical Products Inc. Boston 117 Flanders Rd, Westborough, MA, 01581Boston USA Tel. 508898-9300 e-mail: Über Homepage www.bosmed.com	**Montgomery Safe-T-Tube®**
Sarstedt AG Postfach 12 20 51582 Nümbrecht Tel. 02293-3050 e-mail: Über Homepage www.sarstedt.com	**Multi-Adapter®**
Inomed Tullastraße 5a 79331Teningen Tel. 07641-94140 e-mail: info@inomed.com www.inomed.de	**Neurosigne 100®**
Henkel 40191 Düsseldorf Tel. 0211-7978272 e-mail: Über Homepage www.henkel.de	**Pattex®**

Produkt- und Herstellerverzeichnis   245

Hersteller	Produkt
Mallinckrodt Medical Josef-Dietzgen-Str. 1–3 Postfach 1462 53761 Hennef/Sieg Tel. 02242-8870 e-mail: Über Homepage www.mallinckrodt.com	**Percutaneus Tracheotomy Tube**®
Uniphy Neuendorfstr. 19b 16761 Hennigdorf Tel. 03302-50440 e-mail: info@uniphy-elmed.com www.uniphy-elmed.com	**Phyaction 782**®
SIMS Portex Limited Hythe, Kent, CT21 6JL, England Tel. +44 (1) 1303 260551 e-mail: info@portex.com www.portex.com	**Portex-Tubus**®
Knoll, Feinmechanik GmbH Im Stöckacker 2 79224 Umkirch Tel. 07665-98090 e-mail: info@ knoll-feinmechanik.de www.knoll-feinmechanik.de	**Precisette**®
Ethicon GmbH Robert-Koch-Str. 1 22851 Norderstedt Tel. 040-529701 e-mail: Über Homepage www.cthiconinc.com	**Prolene**®

Hersteller	Produkt
Lohmann Therapie Systeme Lohmannstr. 2 56626 Andernach Tel. 02632-990 e-mail: ltsgroup@ltslohmann.de www.ltslohmann.de	**Pro-ophta®**
Vostra Medicalprodukte Jülicher Straße 336 b 52070 Aachen Tel. 0241-968500 e-mail: info@vostra.de www.vostra.de	**Rhinotamp®**
Vostra Medicalprodukte Jülicher Str. 336 b 52070 Aachen Tel. 0241-968500 e-mail: info@vostra.de www.vostra.de	**Rhinotest®**
Lohmann Therapie Systeme Lohmannstr. 2 56626 Andernach Tel. 02632-990 e-mail: ltsgroup@ltslohmann.de www.ltslohmann.de	**Schlauchverband tg5®**
Braun Melsungen AG Carl-Braun-Str. 1 34212 Melsungen Tel. 05661-710 e-mail: Über Homepage www.bbraun.de	**Silikonabsaugkatheter®** Typ Ideal

Hersteller	Produkt
Lothar Merz Silikontechnik Jakob-Lang-Str. 12 88171 Weiler-Simmerberg Tel. 08387-92300 Keine Angaben Keine Angaben	**Silikonkautschukfolie**®
über Prof. Dr. G. Kobal Institut für Pharmakologie und Toxikologie der Universität Erlangen-Nürnberg, Krankenhausstr. 22 91054 Erlangen Tel. 09131-22277 e-mail: kobal@pharmakologie. uni-erlangen.de www.uni-erlangen.de	**'Sniffin' sticks'-Test Erlanger** **Riechtest (ERT, Hummel/Kobal)**®
Ethicon GmbH Robert-Koch-Str. 1 22851 Norderstedt Tel. 040-529701 e-mail: Über Homepage www.ethiconinc.com	**Stahldraht**®
3 M Health Care 46325 Borken Gelsenkirchener Str. 11 Tel. 02861-950 e-mail: Über Homepage www.3m.com	**Steri-Strip 3 M**®

Hersteller	Produkt
Ethicon GmbH Robert-Koch-Str. 1 22851 Norderstedt Tel. 040-529701 e-mail: Über Homepage www.ethiconinc.com	**Supolene®**
Tutogen Medical GmbH Industriestr. 6 91077 Neunkirchen Tel. 09134-9988400 e-mail: info@tutogen.de www.tutogenmedical.de	**Tutopatch®**
Biodynamics International (United States) Unit of Biodynamics International, Inc., FL 1 Progress Boulevard Alachua FL 32615 Florida, USA Tel. (++)1 904 462-0406	**Tutoplast-Knorpel®**
Braun Melsungen AG Carl-Braun-Str. 1 34212 Melsungen Tel. 05661-710 e-mail: Über Homepage www.bbraun.de	**Venofix S®**

Hersteller	*Produkt*
Ethicon GmbH Robert-Koch-Str. 1 22851 Norderstedt Tel. 040-529701 e-mail: Über Homepage www.ethiconinc.com	**Vicryl rapid farblos**®
Ethicon GmbH Robert-Koch-Str. 1 22851 Norderstedt Tel. 040-529701 e-mail: Über Homepage www.ethiconinc.com	**Vicryl-Naht**®

Medikamentenverzeichnis

Handelspräparat	Wirkstoff	Dosierung
Actovegin 800 Augen-Gel	deproteinisiertes Hämodialysat aus Kälberblut (Trockenmasse)	mehrmals. tgl. 1–2 Tr. in das erkrankte Auge einträufeln
Adrenoxyl ad infusionem Infusionslösungskonzentrat	Carbazochrom	10 ml (s. Tipp „Hämostyptischer Tropf")
Akineton Ampullen Injektionslösung	Biperiden	2,5–5 mg i.m. oder langsam i.v.
Aldactone 100 Kapseln	Spironolacton	1–3mal tgl. 1 Kapsel
Amoxicillin ratiopharm 1000	Amoxicillin	1–2 g p.o.
Ampho-Moronal Suspension	Amphotericin B	4mal 1 ml tgl. (nach den Mahlzeiten und vor dem Schlafengehen)
Anvitoff 500 mg Injektionslösung	Tranexamsäure (trans-AMCHA)	2 Amp. (s. Tipp „Hämostyptischer Tropf")
Augmentan	Amoxicillin + Clavulansäure	3mal 2,2 g i.v.
Aureomycin Salbe	Chlortetracyclin	1–2mal tgl. auf betroffene Hautstelle auftragen
Beloc i.v.	Metoprolol	0,5–5 ml
ben-u-ron Suppositorien 1000 mg	Paracetamol	3–4mal tgl.
Bepanthen Roche Augen-und Nasensalbe (als Augensalbe)	Dexpanthenol	2–3mal tgl.
Bepanthen Roche Augen-und Nasensalbe (als Nasensalbe)	Dexpanthenol	2–3mal tgl. einen 1 cm langen Salbenstrang a.d. Nasenschleimhaut aufbringen
Bepanthen Roche Lösung	Dexpanthenol	ein- bis mehrmals tgl. auf d. Läsionen auftragen
Berirap Lösung zur i.m. Injektion	Immunglobulin vom Menschen mit Antikörpern gegen Tollwut-Virus; 150 I.E	einmalig 20 IE/kg KG, simultan mit der ersten Verabreichung einer Tollwut-Vaccine (s. diesbezügliche Vaccine-Gebrauchsanleitung)
Berotec 100 Spray	Fenoterol	s. Tipp „Anaphylaktische Reaktion"

Handelspräparat	Wirkstoff	Dosierung
Betaisodona Lösung	Povidon-Iod	unverdünnt auf zu behandelnde Stellen auftragen
Botox-Tockensubstanz zur Injektion	Clostridium botulinum Toxin Typ A	2,5 IE pro 4 cm^2
Bronchoparat	Theophyllin	s. Tipp „Anaphylaktische Reaktion"
Calcium Verla Injektionslösung	Calciumgluconat Calciumsaccharat	1 Amp. zu 10 ml i. v.; die min. i. v. Injektionszeit beträgt 3 min/10 ml; bei empfindlichen Patienten (bei starker Vagusreizbarkeit) wird zweckmäßigerweise nach Injektion von je 3 ml eine kurze Pause eingeschaltet
Canesten Lösung	Clotrimazol	1–3mal tgl. auf die erkrankte Stelle dünn auftragen
Chlorophyll liquid. „Schuh"	Chlorophyll	3mal tgl. 20 Tr. in 1 Teel. Wasser
Clont 400 Filmtabletten	Metronidazol	2mal tgl. 1 Filmtbl.
Decortin H 1 mg/-5 mg/ -20 mg/-50 mg Tabletten	Prednisolon	s. Tipp „Influenza"
Dexa Polyspectran N Tropfen	Dexamethason dihydrogenphosphat-Dinatrium 1,32 mg, Polymyxin-B-sulfat 7500 IE Neomycinsulfat 3500 IE	3–5mal tgl. 2–3 Tr. in das erkrankte Ohr geben
Diflucan Derm Saft	Fluconazol	1mal tgl. 50 mg Fluconazol für eine Behandlungsdauer von 2–7 Wo.
Dipidolor Injektionslösung	Piritramid	0,1–0,15 mg/kg KG als Einzeldosis
Doxy-Wolff 100	Doxycyclin 100 mg	siehe Schema Tipp „Sinusitis, chronische (konservative Therapie)"
Emser Pastillen ohne Menthol Lutschtabletten	Emser Salz	mehrmals tgl. 1 Lutschtbl. langsam im Munde zergehen lassen

Medikamentenverzeichnis 253

Handelspräparat	Wirkstoff	Dosierung
Enelbin-Paste N	Zinkoxyd, Salicylsäure, Al-Silikate	Paste kann warm und kalt angewendet werden
Euphylong quick 200 oral	Theophyllin	s. Tipp „Anaphylaktische Reaktion"
Floxal Augentropfen	Ofloxacin	3mal tgl. 2–3 Tr. in das erkrankte Ohr geben
Flutide Nasal Suspension	Fluticason-17–propionat	1mal tgl. 2 Sprühstöße in jedes Nasenloch, vorzugsweise morgens
Fortecortin 8 mg Tabletten	Dexamethason	s. Tipp „Anaphylaktische Reaktion"
Gastrosil Tabletten	Metoclopramid	3mal tgl. 1 Tbl.
Glandosane/-aromatisiert Spraylösung (aromatisiert/ neutral)	Kaliummonohydrogenphosphat, Carmellose-Natrium, Sorbitol, Kaliumchlorid, Natriumchlorid, Magnesiumchlorid, Calciumchlorid	nach Bedarf mehrmals tgl. Besprühen der Mund- u. Rachenschleimhaut
HAES–steril 6 % Infusionslösung	Poly(O-2-hydroxyethyl)stärke	s. Tipp „Infusionstherapie"
Konakion MM 10 mg Lösung	Phytomenadion (Vit. K_1)	1 Amp. à 1 ml (s. Tipp „Hämostyptischer Tropf")
Lioreal 5 mg Tabletten	Baclofen	Beginn allgemein mit 3mal tgl. 5 mg, Steigerung der Einzeldosis frühest. alle 3 Tg. um jew. 5 mg; optimaler Dosisbereich 30–75 mg tgl.
Methylenblau Vitis	Methylthioniniumchlorid	1 ml
Moronal Suspension	Nystatin	bis zu 4mal tgl. 2–6 ml Suspension in den Mund tropfen
Neurotrat S forte Filmtabletten	Thiaminnitrat, Pyridoxin	3mal tgl. 1 Filmtbl.
Novalgin 1 g-/ -2,5 g-Injektionslösung	Metamizol	0,5–1 g alle 6 Std.
Novalgin Tropfen	Metamizol	1–4mal tgl. 20–30 Tr. (Tropfflasche senkrecht halten!)

Handelspräparat	Wirkstoff	Dosierung
Novocain zur Therapie 1 %/-2 % Injektionslösung	Procain	s. Tipp „Infusionstherapie"
Nystatin „Lederle, Tropfen	Nystatin	Zahnprothese nachts in wässrige Lsg; mit 5 ml Nystatin einlegen (s. Tipp: „Palliativtherapie bei inkurablen Tumoren")
Onkovertin N Infusionslösung	Dextran 40	s. Tipp „Infusionstherapie"
Otriven-Nasentropfen 0.1 %	Xylometazolin-HCL	Nach Bedarf bis zu 3mal tgl.je 1-2 Tr. in jedes Nasenloch
Paspertin Tropfen	Metoclopramid	alle 8 Std. 30 Tr.
Pilomann 1 % EDO Augentropfen	1ml 10mg Pilocarpin	3mal tgl. 4 Tr. in ein Glas Wasser geben und mit dieser Lsg. den Mund spülen
PPSB Konzentrat F-TIM 4/ 200/600 Immuno	Blutgerinnungsfaktoren II, VII, IX, X	IE PPSB-Konzentrat Ziel-Quickwert - Ausgangs-Quickwert kg KG
Promit Injektionslösung	Dextran	vor einer Infusion von Dextran werden bei Erw. 20 ml Promit langsam innerhalb von mindestens 1-2 min i. v. injiziert.
Propaphenin Filmtabletten	Chlorpromazin	3mal tgl. 1-2 Filmtbl.
Propaphenin Topfen	Chlorpromazin	alle 8 Std. 1 ml
Pyralvex Lösung	Rhabarberwurzelextrakt	entzündete Stellen mehrmals tgl. bepinseln
Rabivac Trockensubstanz und Lösungsmittel zur i.m. Injektion	Inaktiviertes Tollwutvirus	s. Rote Liste
Rheomacrodex 10 % Infusionslösung	Dextran 40	s. Tipp „Infusionstherapie"
Ritalin Tabletten	Methylphenidat-HCl	Erw. 2-3mal tgl. 1 Tbl. (Tageshöchstdosis 60 mg)
Rivanol Lösung 0.1 %	Ethacridinlactat	für Umschläge 2mal tgl. Lsg. für wenigstens 30 min einwirken lassen
Saliva medac Spraylösung	Mucin aus Magen vom Schwein	mehrmals tgl. 1-3 Stöße in den Mund- u. Rachenraum (bis 50 Stöße tgl.)

Handelspräparat	Wirkstoff	Dosierung
Sobelin 300 Kapseln	Clindamycin	150–450 mg alle 6 Std.
Sterofundin Infusionslösung	Natriumchlorid, Kaliumchlorid, Magnesiumchlorid, Natriumlactat, Calciumchlorid	s. Tipp „Infusionstherapie"
Sufenta Injektionslösung	Sufentanil	s. Rote Liste
Suprarenin Injektionslösung (1:1001)	Epinephrin	s. Tipp „Anaphylaktische Reaktion"
Tavegil Injektionslösung i. v.	Clemastinhydrogenfumarat	s. Tipp „Anaphylaktische Reaktion"
Tavegil Sirup	Clemastinhydrogenfumarat	s. Tipp „Anaphylaktische Reaktion"
Tebonin forte 40 mg Lösung	Trockenextrakt aus Ginkgo-biloba-Blättern	s. Tipp „Infusionstherapie"
Tegretal 200 Tabletten	Carbamazepin	nach individuellem Dosisaufbau Erhaltungstherapie mit 600–1200 mg/die
Temgesic sublingual Sublingualtabletten	Buprenorphin	falls erforderlich, 1–2 Sublingualtbl. mit 0,2 mg od. 1 Sublingualtbl. mit 0,4 mg alle 6–8 Std; bei starken chron. Schmerzen soll Temgesic sublingual der Schmerzintensität angepasst u. regelmäßig nach festem Zeitschema verabreicht werden
Terracortril Augentropfen	Oxytetracyclin	3mal tgl. 2–3 Tr. in das erkrankte Ohr geben
Tetagam N Lösung zur i.m. Injektion	Protein vom Menschen mit Antikörpern gegen Tetanus-Toxin	Simultanprophylaxe (s. Tetanol) mit 250 IE an kontralateralen Körperstellen
Tetanol	Tetanus-Toxoid	Simultanprophylaxe (s. Tetagam) mit 0,5 ml
Tramal Tropfen Lösung	Tramadol	Einzeldosis: 20–40 Tr.
Trental Infusionslösung	Pentoxifyllin	s. Tipp „Infusionstherapie"

Handelspräparat	Wirkstoff	Dosierung
Ultiva 1 mg/-2 mg/-5 mg Lyophilisiertes Pulver zur i. v. Verabreichung nach Auflösen	Remifentanil	s. Rote Liste
Urbason 8 mg	Methylprednisolon	s. Tipp „Sinusitis, chronische (konservative Therapie)"
Urbason solubile forte 250/-1000 Trockensubstanz und Lösungsmittel	Methylprednisolon	s. Tipp „Anaphylaktische Reaktion"
Vitamin A Saar Dragees	Retinolacetat	1 Drg. tgl.
Volon A 40	Triamcinolonacetonid	1 ml Amp. zu 40 mg
Voltaren 50 magensaftresistente Dragees	Diclofenac	1 Kapsel alle 8 Std.
Xylocain 2 % Injektionslösung	Lidocain-HCl	1mal 5 ml in der Aufwachphase post operationem
Xylocain Gel 2 %	Lidocain-HCL	nach Bedarf
Xylocain Viscös 2 % Lösung	Lidocain-HCl	2 Teel. bis 1 Eßl. als Einzeldosis, max. 45 ml (3 Eßl.) innerhalb 12 Std.

Die angegebenen Dosierungen beziehen sich auf die im Buch aufgeführten speziellen Situationen und auf ansonsten gesunde Erwachsene.

Bildnachweis

Tipps & Tricks	Abbnr.	Quelle
Abszessdrainage	1, 2	Schmäl F, Nieschalk M, Nessel E, Stoll W (2001) eigene Abbildungen
Abszessdrainage	3	Mündnich K, Direktor der HNO-Universitäts-Klinik Münster (1962–1976) Handschriftliche Skizze
Arteria carotis interna (ektope) und Adeno-Tonsillektomie	1, 2, 3	Herrschaft H (1969) Abnorme Schlingenbildungen der A. carotis interna und ihre klinische Bedeutung bei Operationen im Halsbereich. Laryngo-Rhino-Otologie 48:85–98. © Georg Thieme Verlag, Stuttgart New York
Augenlidhämatom nach Rhinoplastik	1, 2, 3	Schmäl F, Nieschalk M, Nessel E, Stoll W (2001) eigene Abbildungen
Benigner paroxysmaler Lagerungsschwindel	1	Schmäl F, Nieschalk M, Nessel E, Stoll W (2001) eigene Abbildung
Choanalatresie-Platzhalter	1, 2	Schmäl F, Nieschalk M, Nessel E, Stoll W (2001) eigene Abbildungen
Choanal-Bougie	1	Schmäl F, Nieschalk M, Nessel E, Stoll W (2001) eigene Abbildung
Dilatative Punktionstracheotomie	1–5	Schmäl F, Nieschalk M, Nessel E, Stoll W (2001) eigene Abbildungen
Dokumentation audiometrischer Befunde	1	Schmäl F, Nieschalk M, Nessel E, Stoll W (2001) eigene Abbildung
Enauraler Zugang 2	1	Schmäl F, Nieschalk M, Nessel E, Stoll W (2001) eigene Abbildung
Entlüftungsröhrchen	1	Hüttenbrink KB (1991) Eine neue Entlüftungs-Technik für die Kehlkopf-Teilresektion. Laryngo-Rhino-Otologie 70:518–519. © Georg Thieme Verlag, Stuttgart New York
Epistaxis	1–4	Schmäl F, Nieschalk M, Nessel E, Stoll W (2001) eigene Abbildungen
Fazialislähmung	1, 2	Schmäl F, Nieschalk M, Nessel E, Stoll W (2001) eigene Abbildungen
Gehörgangsexostosen	1	Frese KA, Rudert H, Maune S (1999) Die operative Behandlung von Gehörgangsstenosen. Laryngo-Rhino-Otologie 78:538–543. © Georg Thieme Verlag, Stuttgart New York
Geruchs- und Geschmacksstörungen	1	Arbeitsgemeinschaft Olfaktologie/Gustologie der dt. Gesellschaft für Hals-, Nasen-, Ohrenheilkunde, Kopf- und Halschirurgie (2001)
Geruchs- und Geschmacksstörungen	2	Schmäl F, Nieschalk M, Nessel E, Stoll W (2001) eigene Abbildung

Bildnachweis

Tipps & Tricks	Abbnr.	Quelle
Hautnaht unter Spannung	1	Schmäl F, Nieschalk M, Nessel E, Stoll W (2001) eigene Abbildung
Intrakutane Naht 1	1	Schmäl F, Nieschalk M, Nessel E, Stoll W (2001) eigene Abbildung
Intubation, schwierige	1, 2	Schmäl F, Nieschalk M, Nessel E, Stoll W (2001) eigene Abbildungen
Kollabierender Gehörgang	1	Schmäl F, Nieschalk M, Nessel E, Stoll W (2001) eigene Abbildung
Larynxsynechie	1	Nessel E (1968) Ein Vorschlag zur vereinfachten Behandlung der Stimmlippensynechie. HNO, Wegweiser für die fachärztliche Praxis 16(9):284–287
Larynxsynechie	2	Schmäl F, Nieschalk M, Nessel E, Stoll W (2001) eigene Abbildung
Magensondenfixierung	1–6	Schmäl F, Nieschalk M, Nessel E, Stoll W (2001) eigene Abbildungen
Minimaler Eiswassertest	1, 2	Schmäl F, Nieschalk M, Nessel E, Stoll W (2001) eigene Abbildungen
Mittelgesichtsfrakturen	1	Schmäl F, Nieschalk M, Nessel E, Stoll W (2001) eigene Abbildung
Montgomery-Endothesen-Einlage	1–5	Schmäl F, Nieschalk M, Nessel E, Stoll W (2001) eigene Abbildungen
Mundbodenphlegmone	1, 2	Schmäl F, Nieschalk M, Nessel E, Stoll W (2001) eigene Abbildungen
Nasenklappen-Stabilisator	1, 2	Schmäl F, Nieschalk M, Nessel E, Stoll W (2001) eigene Abbildungen
Nasenseptumfixierung	1, 2, 3	Schmäl F, Nieschalk M, Nessel E, Stoll W (2001) eigene Abbildungen
Ohrmuschelkonturtamponade	1	Schmäl F, Nieschalk M, Nessel E, Stoll W (2001) eigene Abbildung
Ösophagusfremdkörper	1–6	Schmäl F, Nieschalk M, Nessel E, Stoll W (2001) eigene Abbildungen
Osteoplastische Nasennebenhöhlen-Operationen	1, 4	Kastenbauer ER, Tardy ME (1998) Kopf- und Hals-Chirurgie. © Georg Thieme Verlag, Stuttgart New York, 2. Aufl., Bd. 1, Gesicht, Nase und Gesichtsschädel, Teil 2, S. 486/ S. 509
Osteoplastische Nasennebenhöhlen-Operationen	2, 3	Schmäl F, Nieschalk M, Nessel E, Stoll W (2001) eigene Abbildungen
Othämatom	1, 2, 3	Schmäl F, Nieschalk M, Nessel E, Stoll W (2001) eigene Abbildungen
Otosklerose und Hammerkopffixation, Differenzierung	1	Schmäl F, Nieschalk M, Nessel E, Stoll W (2001) eigene Abbildung
Patienten-Schutzbrief	1	Schmäl F, Nieschalk M, Nessel E, Stoll W (2001) eigene Abbildung

Bildnachweis

Tipps & Tricks	Abbnr.	Quelle
Reanimation beim Laryngektomierten	1, 2	Schmäl F, Nieschalk M, Nessel E, Stoll W (2001) eigene Abbildungen
Retrobulbäres Hämatom	1, 2, 3	Rochels R, Rudert H (1995) Notfalltherapie bei traumatischem Orbitahämatom mit akuter Visusminderung. Laryngo-Rhino-Otologie 74:325–327. © Georg Thieme Verlag, Stuttgart New York
Saugen und Tupfen in der Mittelohrchirurgie	1	Schmäl F, Nieschalk M, Nessel E, Stoll W (2001) eigene Abbildung
Schluckfunktion nach horizontaler Kehlkopfteilresektion	1	Herberhold C, Panje WR (1998) Kopf- und Hals-Chirurgie. © Georg Thieme Verlag, Stuttgart New York, 2. Aufl., Bd. 3 Hals, S. 213
Stabilisierung der kaudalen Trachea	1, 2	Schmäl F, Nieschalk M, Nessel E, Stoll W (2001) eigene Abbildungen
Stimmgabelprüfung heute	1	Lehnhardt E (1996) Praxis der Audiometrie, 7. Auflage (Kap. 16. Aggravation, Simulation, psychogene Hörstörungen), © Georg Thieme Verlag, Stuttgart New York, S. 246
Tracheahinterwandverletzung	1	Schmäl F, Nieschalk M, Nessel E, Stoll W (2001) eigene Abbildung
Tracheotomie	1, 2	Herberhold C, Panje WR (1998) Kopf- und Hals-Chirurgie. © Georg Thieme Verlag, Stuttgart New York, 2. Aufl., Bd. 3 Hals, S. 246
Tracheotomieverschluss	1, 2, 3	Schmäl F, Nieschalk M, Nessel E, Stoll W (2001) eigene Abbildungen
Trommelfellaufrichtung	1	Schmäl F, Nieschalk M, Nessel E, Stoll W (2001) eigene Abbildung
Zungengrundstruma	1, 2	Schmäl F, Nieschalk M, Nessel E, Stoll W (2001) eigene Abbildungen

Stichwortverzeichnis

A

A. ethmoidalis anterior 188
Abdeckversuch Trommelfell 215
Abszess-Inzision, Tonsillektomie
 à chaud 182
Abszess-Punktion 182
Abszess-Tonsillektomie 182
Acetylsalycilsäure 25
Adeno-Tonsillektomie,
 Operationsrisiko 10
Allergische Reaktion 8
Alonso-Operation 192
Analgetika 194
Angina catarrhalis 85
Angina Ludovici 142
Angina Ludwigii 142
Angina tonsillaris, Komplikation
 bei 182
Anthelixplastik 155
Antibiotikaprophylaxe, präoperative
 48
Antikoagulantientherapie 122
Antiphlogistika, nicht-steroidale 194
Applikation v. Ohrtropfen 154
Arteria carotis interna,
 Schlingenbildung 10
Arteria carotis interna,
 Verlaufsvarianten 10
Aryknorpelluxation 89
ASS 25
Audiometrie 40, 91, 93, 114, 217
Aufwachphase 96
auricular hematoma (engl.) 167
auriculotemporales Syndrom 75
Austasten des Nasenrachenraums
 149
Austauschplastik 151

B

Bad Breath, (Halitosis, Mundfötor) 72
Begutachtung 114
Behandlungsmethoden, alternative
 175
Bellsche Lähmung 63
Berufskrankheit 114

Bestrahlungsfolgen 145
Bissverletzungen 19
Björk-Lappen 210
Blickfeldstabilisierung, gestörte 32
Blickfolge, gestörte 227
Blickrichtungsnystagmus 227
Blow-out-Fraktur 131
Blumenkohlohr 167
blutgerinnungshemmende
 Medikamente 122
Blutstillung 86
Blutungsgefahr 86
Blutungsprophylaxe 86
Bogengangsfistel 68
Boxerohr (Othämatom) 167
BPLS 17
Bundesseuchengesetz 124

C

Caldwell-Luc-Operation 164
Canalolithiasis 17
Choanalatresie, doppelseitige 28
Choanalatresie 30
Choanalstenose 28, 30
Chylorrhoe 43
Chylusfistel 43
Cochlea-Implantat 134
Cupulolithiasis 17

D

Dauerschluckauf 197
Diaphragmabildung 116
Dokumentation, audiometr. 40
Drainage 1
Ductus-thoracicus-Aberrationen 43
Dysästhesie, orale 235
Dyspnoe 201

E

Elektrogustometrie 79
Emphysemdrainage 53
endonasale NNH-Operation 188

Endoskopie 149
Endoskopieindikation 221
Erblindung b. Orbitahämatom 188
Erstickung 208
Exenteratio orbitae 27

F

Fahrtauglichkeit 61
Fahruntauglichkeit 61
Fazialislähmung 63, 101
Fistel, tracheo-ösophageale 70
Fistelsymptom, pressorisches 68
Fixationssuppression 227
Foetor ex ore (Halitosis) 72
Foetor 175
Fremdblutübertagung 22
Fremdkörper-Extraktions-Technik 157
Frey-Syndrom 75

G

Gehör, fluktuierendes 184
Gehörgangserweiterung 45-46
Gehörgangskollaps 112
Gehörgangsstenosierung 77
Gehörprüfung, klinische 203
Gerinnungsstatus 25
Gerinnungsstörung 201
Geschmacksprüfung 79
Gesundheitsamt 124
Gleichgewichtsdiagnostik 229
Glomustumor 233
Glossalgie 235
Glossitis 235
Glossodynie 235
Gottstein-Tamponade 27
gustatorisches Schwitzen 75
gustosudoraler Reflex (Frey-Syndrom) 75

H

Halitosis 72
Halsabzess 1
Halsatmer 186
Halswickel 85
Halszyste, mediane 231

Hämatomprophylaxe nach Rhinoplastik 13
Hammergriffbeweglichkeit 173
Hautemphysem, postoperatives 53
Hautnaht, fortlaufende 104
Hautnaht, resorbierbare 106
Heermann-Schnitt 45-46
Heiserkeit 89
Hepatitis 97
Herzvitium 48
Hiccup (Singultus) 197
Hirnpotentiale, olfaktorisch evozierte 79
HIV-Infektion 97
Hörgerät, implantierbares 134
Hörgeräte 91
Hörschwellenbestimmung 93
Hörstörungen 40
Hörsturz 101
Hyperhidrosis parotidea masticatoria (Frey-Syndrom) 75
Hypopharynxeröffnung 231
Hypopharynxkarzinom 107

I

Infektionskrankheiten 124
Influenza (neurol. kompl.) 99
Infusionstherapie 101
Innenohrtraumatisierung 191
Intoxikation b. Nasentropfen 153
Intubation 89
Intubationsschaden 206

J

Jochbeinimpression 131
Jurisdiktion 22

K

Kakostomie 72
Kalorische Prüfung 129
Kanülenwechsel 210
Kauschwitzen (Frey-Syndrom) 75
Kehlkopfteilresektion, supraglottische 192
Kehlkopfteilresektion 53
Keloidbildung 110

Keloidverhinderung 110
Kieferhöhlenoperation, transfaziale 164
Kieferklemme 107
Knochenschall 217
Komplikation, orbitale 188
Komplikationen, (endosk. Op.) 50
Kyphose 107

L

Labyrinthfistel 68
Labyrinthreizung, mechanische 68
Lähmung, idiopathische 63
Lähmung, traumatische 63
Lärmschwerhörigkeit 114
Lärmtrauma, intraoperatives 77
Laryngektomie 201
Laryngektomierter Patient 186
Laryngitis, trockene 103
Larynxkarzinom 107
Larynxteilresektion 192
Larynxtrauma 89
Läsion, neurale (Influenza) 99
lebensverlängernde Maßnahmen 178
LeFort-Frakturen 131
letzter Patientenwille 178
Luftschall 217
Lymphadenitis 233
Lymphknoten-Tuberkulose 233
Lymphknotenkette, nuchale 149
Lymphödem 175
Lymphorrhoe 43
Lyphadenitis colli, abszedierende 85

M

Meldepflicht 124
Mittelohrblutung 191
Mittelohrprothesen 134
Mund-zu-Stoma-Beatmung 186
Mundbodenabszess 142
Mundgeruch 72
Mundsoor 175
Mundtrockenheit 175

N

Nahttechniken 87
Narbenhypertrophie 110
Narbensegelbildung (laryngeale) 116
Nasenbluten 55
Nasenflügel, kollabierende 147
Nasengerüstfraktur 131
Nasenklappe, enge 147
Nasenlochdilatator 147
Nasennebenhöhlenentzündung 200
Nasennebenhöhlenoperation, endonasale 24
Neck dissection 43
Neuroleptika-Nebenwirkungen 240
Neuronitis vestibularis 101
Nodi lymphatici cervicales superficiales laterales 149
Notatmung (Tracheaspickung) 208
Notfallbehandlung b. Laryngektomierten 186
Notoperation 122
Nystagmus, vertikaler 227

O

Oesophagitis corrosiva 221
Ohrblutgeschwulst (Othämatom) 167
Ohroperation 24
Ohrtrompete, offene 15
Ohrtube, klaffende 15
Ohrverband 155
Oozing (engl.) (Sickerblutung im Mittelohr) 191
Operation, endoskopische 50
Operationsindikation bei Keloid 110
operative Drainage 142
Opioide 194
Optiken 149
Ösophagusperforation 157
Oszillopsie 32
Othämatom 155
Otitis externa 170
Otitis media, bakterielle 170
Otitis media, chronische 170
Otolithenfunktionsstörung 32
Otologika 154
Otomykose 170
Otserom 155, 167

P

Palliativtherapie (Tumoren) 175
Parästhesie, orolinguale 235
Parotisabzess 1
Parotistumor 233
Pars-membranacea-Verletzung 206
Patient, unkooperativer 106, 119
Patientenverfügung 178
Patolous Eustachian Tube (Autophonie) 15
Paukendrainage 4, 225
Paukenröhrchen 134
Perilymphfistel 184
Perilymphverlust 191
peripher-vestibuläre Störung 227
perkutane endoskopische Gastrostomie (PEG) 175
Pflege v. Operationshöhlen 27
Phlegmone colli profunda 142
Pneumothorax 231
Postrhinoskopie 149
Präventivtracheotomie 212
Prothrombin-Komplex-Konzentrat 122
Provox-Stimmprothese 70
Pseudoerysipelas subtendinosum colli malignum (Mundbodenabszess) 142
Pseudohypakusis 5
Pseudomonas aeruginosa 140
Punktionstracheotomie 34, 206
Pyrosis (Zungenbrennen) 235

R

Rachenmandelhyperplasie 149
Radiatio 145
Radikalhöhlenpflege 170
Raumforderung des Zungengrundes 237
Reflexolfaktometrie 79
Reinigung v. Operationshöhlen 27
retrobulbäre Einblutung 188
Rhinitis, akute 147
Rhinoplastik 96
Rhinosinusitis, akute 103
Rhinosinusitis, chronische 103
Rhinotomie, laterale 27, 164
Riechen, gustatorisches 79
Riechprüfung 79
Ringerohr (Othämatom) 167
Rippenknorpelentnahme 231
Rundfenstermembranruptur 184

S

salivosudoripales Syndrom (Frey-Syndrom) 75
Säuglinge (Nasentropfen) 153
Schallleitungsschwerhörigkeit, unklare 112
Schallleitungsschwerhörigkeit (D.D. Otostelerose) 173
Schiefhals, akuter 84
Schilddrüsengewebe, ektopes 237
Schluckauf, hartnäckiger 197
Schmerztherapie 194
Schock, anaphylaktischer 8
Schwerhörigkeit, nicht organische 5
Schwerhörigkeit 61
Schwimmerohr (Exostosen) 77
Schwindel 61, 229
Schwindeldiagnostik 129
Screening-Test 129
Septumhämatom 131
Septumplastik 151
Seuchenrechtsneuordnungsgesetz 124
Sicca-Symptomatik 145
Sickerblutung 24
Siebbeinoperation, von außen 164
Silikon-T-Tube 137
Silikonendothese 140
Silikonfolien 151
Simulation (Hörprüfung) 5
Singultus, andauernder 197
Sinusitis, chronische 50
Somnolenz 153
Sondenernährung 119
Speiseröhrenfremdkörper 157
Speiseröhrenstriktur 221
Splints (Nasenseptumfixierung) 151
Spondylarthritis atlanto-epistrophealis (Grisel-Syndrom) 84
Spontannystagmus 227
Stapesankylose 173

Stapesplastik 46, 225
Stent, nasaler 28
Sterbewille 178
Steri-Strip® 215
Stirnhöhlenoperation, von außen 164
Stoma, epithelisiertes (Trachea) 210
Stomatitis 175
Suffocation 208
Synechie, intralaryngeale 116

T

Taubheit 61
Therapie, rheologische 101
Thrombozytenaggregationshemmer 25
Thrombozytenfunktionsstörung 25
Tonsilla pharyngea 149
Topodiagnostik (Facialislähmung) 63
Torticollis, akuter 84
Tracheallumen, Sicherung 201
Trachealstenose 137
Trachealstent 137, 140
Tracheitis 201
Tracheomalazie 137
Tracheotomie, Verschluss 212
Tracheotomie, plastische 210
Tracheotomie, dilatative 34
Trommelfelladhärenz 4
Trommelfellaufrichtung 215
Trommelfelldefekt, zentraler 215
Trommelfellperforation, traumatische 215
Trommelfellretraktion 4
Trommelfellschienung 215
Tubenventilationsstörung 4
Tumoren 175
Tumorkachexie 175
tympanomeataler Lappen 45–46
Tympanoplastik 96, 225
Tympanotomie, Stapesplastik 45
Tympanotomie 46

U

Überempfindlichkeitsreaktion 8
Überhören 217

Untersuchungsverfahren, elektrodiagnostische 63

V

Vegetationen, adenoide 149
Venenstatus, schlechter peripherer 219
Venöser Zugang 219
Verätzungsnoxen 221
Verbandtechnik nach Osteotomien 13
Verdeutlichungstendenz (Audiometrie) 5
Verschluss, plastischer, nach Tracheotomie 212
Versuch nach Rinne 203
Versuch nach Weber 203
Vertäubung 217
Vestibularisdiagnostik (minim. Eiswassertest) 129
Via falsa 210
Vigilanz 229
Virusgrippe (Neuroläsionen) 99

W

Wärmetherapie 85
Wirkung, systemische (Nasentropfen) 153
Wullsteinsauger 191
Wundinfektion 19
Wundverschluss 87, 104

X

Xerostomie 145

Z

zentral-vestibuläre Störung 227
Zungen-Hals-Schlundkrämpfe 240
Zungenabszess 142

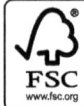

MIX
Papier aus verantwortungsvollen Quellen
Paper from responsible sources
FSC® C105338

If you have any concerns about our products,
you can contact us on
ProductSafety@springernature.com

In case Publisher is established outside the EU,
the EU authorized representative is:
**Springer Nature Customer Service Center GmbH
Europaplatz 3, 69115 Heidelberg, Germany**

Printed by Libri Plureos GmbH
in Hamburg, Germany